Das Wesentliche ist für die Augen unsichtbar.

ANTOINE DE SAINT-EXUPÉRY

Zu diesem Buch

Bei der Neurodermitis leidet der Patient, die Angehörigen leiden, und auch der engagierte Arzt bleibt nicht unberührt von den vielfältigen Problemen seiner Patienten.

Denn kaum eine andere Erkrankung der Haut, außer vielleicht eine bösartige Geschwulst, beeinträchtigt das Leben der Betroffenen und seiner Umgebung so tiefgreifend wie diese Ekzemkrankheit.

Nach neueren Untersuchungen nimmt die Häufigkeit der Neurodermitis in den letzten Jahren ständig zu. Bei Kindern ist sie von 3–5% im Jahre 1960 auf ca. 10–12% im Jahre 1986 angestiegen. In der Bundesrepublik Deutschland sind z. Zt. etwa 1 Million Menschen davon betroffen.

Die Bedeutung dieser Krankheit liegt vor allem in ihrem unberechenbaren, langwierigen und zu Rückfällen neigenden Verlauf. Sie spielt sich zudem für jeden sichtbar am »Organ des ersten Eindrucks« ab. Zu den Hauterscheinungen können sich Heuschnupfen oder allergisches Asthma hinzugesellen, gelegentlich auch komplizierende Erkrankungen durch Viren, Bakterien oder Pilze.

Zu keinem Zeitpunkt waren die Möglichkeiten der Vorbeugung und Behandlung der Neurodermitis so gut wie heute. Doch kann nur ein umfassend informierter Patient sinnvoll an der Linderung und Abheilung seines Ekzems mitwirken. Aus dieser Überlegung heraus entstand der vorliegende Ratgeber, der in verständlicher Sprache umfassend über die Neurodermitis, ihre Begleiterkrankungen und Komplikationen informieren möchte. Dabei werden aktuelle Forschungsergebnisse ebenso berücksichtigt wie neue und bewährte Behandlungsverfahren. Besonderes Gewicht legt der Autor auf praktische Ratschläge und Empfehlungen, die den Umgang mit dem Ekzemleiden erleichtern und Rückfälle – soweit möglich – verhindern.

Auf keinen Fall ersetzt dieses Buch jedoch das Gespräch mit ihrem Arzt. Es stellt auch keine Anleitung zur Selbstbehandlung dar. Denn die erfolgreiche Therapie der Neurodermitis gelingt nicht im »Do-it-yourself-Verfahren«, sie erfordert die langjährige Erfahrung des Arztes, viel Geduld und sein persönliches Engagement. Er allein kann aufgrund seines umfassenden Wissens die Behandlung »maßgeschneidert« dem jeweiligen Hautbefund anpassen und gezielte Empfehlungen zur Ekzemvorbeugung geben.

Als erfahrener Therapeut ist nur er in der Lage, den quälenden Juckreiz des verzweifelten Examenskandidaten zu lindern, der sich nicht konzentriert auf seine Prüfung vorbereiten kann. Er hilft auch der jungen Frau, die, übersät von Ekzemherden, in wenigen Tagen heiraten möchte. Und wie die besorgte Mutter weiß er, warum ihr Kind während des letzten Ekzemschubes in seinen Schulleistungen nachgelassen hat. Er wird den Klassenlehrer anrufen und ihm die Situation erklären.

Doch es geht nicht allein darum, die Betroffenen zu »Experten« ihres Ekzemleidens zu machen. Ebensoviel Informationsarbeit ist noch zu leisten, damit ihnen nicht zusätzlicher Schaden durch unangemessene Reaktionen einer schlecht informierten Öffentlichkeit erwächst, die unbegründete Angst vor Ansteckung hat.

≡ Julias Leidensweg – eine Krankengeschichte

Julia war immer ein lebhaftes Mädchen gewesen. Nie war sie ernsthaft krank, in der Schule hatte sie keine Probleme. Bald stand der Wechsel zum Gymnasium bevor. Doch dann erschien sie immer häufiger unausgeschlafen in der Schule. Übernächtigt, blaß und nervös konnte sie dem Unterricht kaum folgen. Die Noten verschlechterten sich zusehends.

Ihrer Lehrerin war dieser Leistungsabfall unerklärlich. Sie bat Julias Eltern zu einem Gespräch. Die Mutter berichtete, daß bei ihrer Tochter seit einigen Wochen rote nässende Herde in den Ellbeugen und Kniekehlen aufgetreten seien. Der ganze Körper jucke, vor allem nachts.

Im Säuglingsalter hätte sie »Milchschorf« gehabt. Das Ekzem sei damals nach einigen Wochen abgeheilt. Nun sei es kaum noch auszuhalten. Jede Nacht sitze Julia im Bett und kratze sich. Ans Einschlafen sei gar nicht zu denken. Feuchte Umschläge hätten den Juckreiz nur vorübergehend gelindert. Sie selbst habe viel Verständnis für die Tochter, denn auch sie habe als Kind unter Ekzemen und Heuschnupfen gelitten. Ihr Mann aber sei morgens ärgerlich, weil auch er keinen Schlaf bekomme. Die ganze Familie leide in der Zwischenzeit unter der Hautkrankheit. In den nächsten Tagen sei ein Termin mit dem Hautarzt vereinbart.

Nach dem Gespräch war der Lehrerin klar, warum Julia in letzter Zeit häufig nervös und übernächtigt in der Schule erschienen war und sich vor dem Schulschwimmen mit immer neuen Ausflüchten »gedrückt« hatte.

Und Julias Mutter war erleichtert. Hatte sie sich doch endlich einmal aussprechen können.

Kurze Zeit später ging es Julia besser. Sie »blühte« regelrecht auf. Die Sommerferien verbrachte die Familie auf Empfehlung des Hautarztes an der See. Anschließend blieb Julia in regelmäßiger ärztlicher Betreuung, damit ein Ekzemschub gar nicht erst wieder schlimm werden konnte. Julia schaffte den Sprung zum Gymnasium, nach dem Abitur studierte sie Pädagogik. Kurz vor dem Examen kam es zu einem Rückfall. »Das ist der Examensstreß«, sagte ihr Arzt. Seit der bestandenen Prüfung ist sie erscheinungsfrei. Die Haut ist zwar trocken und muß auch jetzt noch besonders vorsichtig gereinigt und gepflegt werden. Gelegentlich kommt es auch einmal zu kleineren Ekzemherden an den Händen und zum Juckreiz am Hals, vor allem nach dem Sport, wenn sie geschwitzt hat. Ansonsten aber ist sie erscheinungsfrei geblieben.

☰ Zur Problematik der Neurodermitis

An Julias durchaus nicht ungewöhnlicher Leidensgeschichte werden eine Reihe von Problemen im Zusammenhang mit der Neurodermitis deutlich:

- Die Neurodermitis beeinträchtigt den Lebensweg eines jungen Menschen, aber auch den seiner Angehörigen ganz entscheidend.
- Die Neurodermitis entwickelt sich auf dem Boden einer ererbten Ekzemanlage (auch die Mutter hatte Ekzeme und Heuschnupfen). Provoziert wird das Ekzem jedoch durch besondere Faktoren (z. B. Examensstreß, s. auch S. 30).
- Das »Kardinalsymptom« der Neurodermitis ist der fast unerträgliche Juckreiz. Er tritt auch nach Abheilung gelegentlich wieder einmal auf, beispielsweise beim Schwitzen.
- Eine Klimaumstellung, z. B. während eines Urlaubs an der See, kann sich günstig auf den Verlauf der Ekzemkrankheit auswirken.
- Nicht nur die Betroffenen, auch wichtige Bezugspersonen, hier die Lehrerin, wissen offensichtlich zu wenig über diese gerade bei Kindern sehr häufige Ekzemkrankheit. So beobachtet man immer wieder, daß manche Menschen den Umgang mit Ekzemkranken aus ungerechtfertigter Angst vor Ansteckung meiden. Unter diesen Zurückweisungen im täglichen Leben leiden aber gerade die jugendlichen Neurodermitiker ganz besonders.
- Nach Abklingen des Ekzems ist die Haut noch trocken und empfindlich. Sie bedarf weiterhin einer besonderen Reinigung und Pflege (s. S. 88), damit es nicht zum Rückfall kommt.

Nach diesen ersten Einblicken in die vielschichtige Problematik der Neurodermitis sollen Schritt für Schritt alle wesentlichen Gesichtspunkte aus der Sicht der Betroffenen und des Arztes besprochen werden. Mein Ziel ist es, daraus hilfreiche und praktikable Empfehlungen abzuleiten, die es dem Ekzemkranken ermöglichen, sich selbst auf sinnvolle Weise aktiv an der Linderung und Abheilung seines Ekzems zu beteiligen. Doch zunächst gilt es zu klären:

Was versteht man unter Neurodermitis?

Die Neurodermitis wird auch als *atopisches Ekzem*, als *Neuro-dermitis atopica*, als *endogenes Ekzem* oder *Neurodermitis constitutio-nalis* bezeichnet, im angloamerikanischen Sprachgebrauch auch als »atopic dermatitis«. Wir wollen in diesem Ratgeber die Begriffe Neuro-dermitis oder atopisches Ekzem verwenden.

Wie die Bezeichnungen »endogen«, »constitutionalis« andeuten, handelt es sich dabei um eine anlagebedingte, d. h. erbliche Neigung zum Ekzem, die in 11% mit Heuschnupfen und in 17% mit allergischem Asthma im Rahmen einer sogenannten »atopischen Diathese« verbun-den sein kann.

Unter »atopischer Diathese« oder »Atopie« versteht man in die-sem Zusammenhang also die ererbte Bereitschaft des Organismus zu krankhaften, auch allergischen Reaktionen an bestimmten Organsyste-men wie

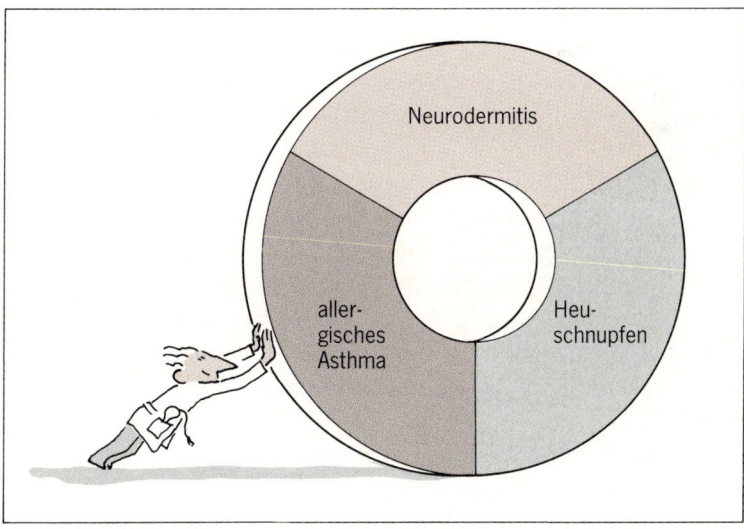

Abb. 1   Der Atopische Formenkreis

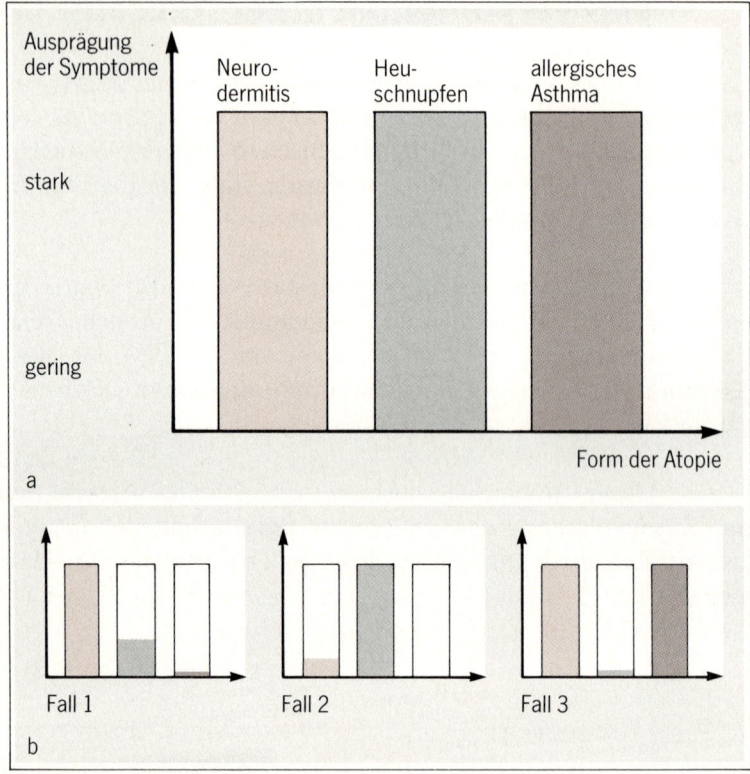

Abb. 2 a, b »Atopieskala«

der Haut (Neurodermitis = atopisches Ekzem),
an den Schleimhäuten der Augen (allergische Bindehautentzündung = allergische Conjunctivitis),
der Nase (allergischer Schnupfen = allergische Rhinitis) und
der Bronchien (allergische Bronchitis, allergisches Asthma).
Die Neurodermitis stellt innerhalb dieses sog. »*Atopischen For-
menkreises*« die Hautmanifestation dar (Abb. 1).

Man kann auch sagen: Der »Atopiker« ist ein Mensch, der auf
alle möglichen Einwirkungen von innen (z. B. Streß) oder außen (z. B.
schädliche Umwelteinflüsse) besonders empfindlich reagiert, d. h. mit
Ekzemen oder allergischen Schleimhautbeschwerden.

Die anlagebedingte Ekzem- und Allergieneigung äußert sich in den verschiedensten Spielarten: Der eine hat mehr oder weniger stark ausgeprägte Ekzemherde, ein anderer leidet von Mai bis September unter Heuschnupfen. Der nächste bekommt wegen seiner Stauballergie nachts im Schlafzimmer keine Luft. Aber auch alle möglichen Kombinationen dieser Krankheitserscheinungen sind möglich. Schließlich treten gelegentlich auch besonders schwere Fälle auf, bei denen die bedauernswerten Patienten gleichzeitig unter Ekzemen, Heuschnupfen und Asthma leiden (»Atopieskala«, Abb. 2a).

☰ Das quälendste Symptom – der Juckreiz

Am meisten leidet der Neurodermitispatient unter dem fast unerträglichen Juckreiz, der sich bei verschiedenen ungünstigen Bedingungen noch verstärken kann (z. B. nachts, bei negativen Klimaeinflüssen, bei unsachgemäßer Hautreinigung und -pflege, nach körperlicher Anstrengung, beim Schwitzen, bei entsprechender Allergisierung nach Kontakt mit Tierhaaren, durch Kratzen etc., s. S. 47).

Der Juckreiz verführt zum Kratzen, das Kratzen wiederum verstärkt den Juckreiz. Es entwickelt sich ein »Teufelskreis« (s. S. 113). Man kann sich vorstellen, wie sehr die Betroffenen unter dem durch den Juckreiz verursachten Schlafentzug leiden, unter der Nervosität und den Konzentrationsstörungen in der Schule oder im Beruf, unter dem unbewußten Kratzen in Gegenwart anderer Leute oder dem Nicht-kratzen-können, weil andere anwesend sind.

Selbst wenn das Ekzem abgeklungen ist, kann gelegentlich noch krisenhaft Juckreiz auftreten, beispielsweise nach zu intensivem Duschen, nach dem Schwimmbadbesuch, nach Kontakt mit Putz- und Reinigungsmitteln, nach dem Sport oder auch nach Ärger und »Streß«.

Intensiven Juckreiz erkennt der Arzt nicht nur an Kratzspuren auf der Hautoberfläche, sondern auch an glänzenden Fingernägeln (sog. »Glanznägel«).

Wie es zum Juckreiz kommt und welche unterschiedlichen Faktoren ihn auslösen, möchte ich auf Seite 46 ausführlich besprechen.

≡ Einige Zahlen zur Häufigkeit der Neurodermitis

Die Neurodermitis ist eine der häufigsten Hauterkrankungen. Insgesamt leiden z. Zt. etwa 1 Million Menschen in der Bundesrepublik unter diesem Ekzemleiden. Nach Ansicht mehrerer Forscher stieg die Zahl der Erkrankungen in den letzten Jahren stetig an. Den eigentlichen Grund hierfür kennt man bisher nicht. Manche vermuten schädliche Umwelteinflüsse.

So sollen in England 1946 5,1%, 1958 7,3% und 1970 12,2% der Kinder an Neurodermitis erkrankt sein. In der Bundesrepublik Deutschland ist der Prozentsatz von 3–5% im Jahre 1960 auf ca. 10–12% im Jahre 1986 angestiegen. Mädchen (58%) scheinen häufiger betroffen zu sein als Jungen (42%).

5–10% der Erwachsenen und 30–50% der Kinder, die sich in der Sprechstunde des Hautarztes vorstellen, sind davon befallen. Dabei besteht ein Nord-Südgefälle. Im Gegensatz zu Schweden (15% der unter 7jährigen Kinder) ist die Neurodermitis in den Mittelmeerländern seltener. Dort heilt sie auch bei vielen nordeuropäischen Urlaubern ab.

Etwa 17% der Neurodermitispatienten haben gleichzeitig Bronchialasthma, 11% Heuschnupfen.

Bei 61% der Patienten tritt das Ekzem vor dem Ende des 1. Lebensjahres auf, bei weiteren 26% zwischen dem 1. und 12. Lebensjahr. Nur bei 1% entwickelt sich die Neurodermitis nach dem 45. Lebensjahr. Glücklicherweise heilen die Hauterscheinungen bei 97% der Betroffenen bis zur Beendigung des 30. Lebensjahres ab. Eine so erfreulich hohe Zahl von Heilungen findet man nur bei wenigen Krankheiten.

≡ Verlauf

Das atopische Ekzem verläuft im Säuglingsalter anders als bei älteren Kindern oder Erwachsenen. Aus diesem Grund ist es sinnvoll, die unterschiedlichen Verlaufsformen gesondert zu betrachten.

═══ Neurodermitis im Säuglingsalter: »Milchschorf«

Unter »Milchschorf« (Crusta lactea, Abb. 3, s. Farbtafel I) versteht man die Frühmanifestation des atopischen Ekzems im Säuglingsalter, das sich im 1. Lebensjahr fast ausschließlich auf das Gesicht und den behaarten Kopf erstreckt.

Meistens beginnt dieses Säuglingsekzem um den 3. Lebensmonat herum. Da in dieser Zeit häufig die Ernährung von Muttermilch auf Kuhmilch umgestellt wird, hat man als Auslöser eine Kuhmilchallergie vermutet, die jedoch nur in seltenen Fällen einmal vorliegt. Der Begriff »Milchschorf« beschreibt dagegen die Ähnlichkeit der schuppigen Krusten mit angesetzter Milch und hat primär nichts mit einer Milchallergie zu tun.

Charakteristisch für diese Frühform des atopischen Ekzems sind die schuppig-krustösen Auflagerungen auf der Kopfhaut, an der Stirn und den Wangen. Nur selten zeigen sich auch am übrigen Körper Ekzemherde. Oft erkennt man Kratzspuren im Gesicht als Ausdruck des Juckreizes, in besonders schweren Fällen auch eine Vereiterung (Abb. 3, s. Farbtafel I).

Im Bereich des Gesäßes kommt es beim Säugling gelegentlich zur Ekzematisierung, vor allem, wenn Plastikwindeln verwendet werden (s. S. 69, Abb. 4, Farbtafel I). Nicht selten ist diese Windeldermatitis durch Hefepilze der Gattung Candida überlagert, wozu gerade Neurodermitiskinder besonders neigen (s. S. 68).

═══ Neurodermitis bei Kindern und Jugendlichen: »Beugenekzem«

Während sich die Neurodermitis bis zum 5. Lebensjahr fast ausschließlich in ihrer ekzemartigen Form wie im Säuglingsalter äußert, kann sie sich nach dem 5. Lebensjahr noch in zwei anderen Varianten zeigen: in einer mit Hautverdickung (sog. Lichenifikation) einhergehenden Ausprägung und als juckende Knötchen (sog. pruriginöse Form).

So erfolgt im Spiel- und Schulalter häufig ein Übergang zum sogenannten Beugenekzem (Eczema flexurarum), wobei Ellenbeugen (60%) und Kniekehlen (40%) bevorzugt betroffen sind. Das Hautrelief ist an diesen Stellen vergröbert (Abb. 5, 6, s. Farbtafeln I u. II). Die Kinder empfinden heftigen Juckreiz, der sich als Kratzspuren äußert. Im Gegensatz zum Säuglingsalter sind Gesicht und behaarter Kopf meist nicht betroffen.

Wenn auch das Beugenekzem für dieses Lebensalter sehr charakteristisch ist, so können doch auch weitere Hautpartien wie Gesicht, Hals, Gliedmaßen betroffen sein. Auch eine »paradoxe« Lokalisation an den Streckseiten der Gelenke kommt vor (Abb. 7, s. Farbtafel II).

Häufig gibt es Schwierigkeiten im Kindergarten oder in der Schule, wenn die Ekzeme ausgeprägt sind oder eine Vereiterung vorliegt. Der Hautarzt erlebt immer wieder, daß Kindergärtnerinnen, Lehrer oder Bademeister den besonderen Problemen dieser Kinder aus Informationsmangel nicht gerecht werden. Angst vor Ansteckung, Hänseleien durch andere Kinder, Tadel wegen Teilnahmslosigkeit der übernächtigten Kinder am Unterricht oder nachlassende Schulleistungen während der Ekzemschübe im Herbst und Frühjahr führen über seelische Erschütterungen zur Isolierung und dadurch wiederum zur Verschlechterung des Ekzems: Ein wahrer »Teufelskreis« (s. S. 112, Abb. 43). Hier haben wir Ärzte noch ein großes Informationsdefizit aufzuarbeiten!

Neurodermitis bei Erwachsenen

Im 3. und 4. Lebensjahrzehnt zeigen sich die neurodermitischen Hauterscheinungen oft als sogenannte Prurigoknoten: Dies sind heftig juckende Knoten auf trockener Haut, die erst dann ihren starken Juckreiz verlieren, wenn das Zentrum mit dem Fingernagel herausgekratzt worden ist. Diese Prurigoform der Neurodermitis ist nach Professor KORTING der »Abgesang« der Neurodermitis, bevor sie letztlich abklingt (Abb. 8, 9, s. Farbtafeln II u. III).

Aber auch die Ekzemform (Abb. 10, 11, s. Farbtafel III) und die lichenifizierte Variante der Neurodermitis (Abb. 6) kommen im Erwachsenenalter vor. Charakteristischerweise sind die Hauterscheinungen bei Erwachsenen symmetrisch angeordnet.

Die Neurodermitis ist eine Krankheit der Kinder und Jugendlichen. Nach dem 30. Lebensjahr haben nur noch 3 von 100 Patienten, die im Kindesalter unter einer Neurodermitis gelitten haben, Beschwerden. Meistens heilt das Ekzem schon vorher ab.

Der hier geschilderte Verlauf ist vereinfacht und schematisiert dargestellt. Im Einzelfall kann er sich ganz anders ausprägen. Beispielsweise treten ekzemartige, lichenifizierte und Prurigoform der Neurodermitis auch nebeneinander bei demselben Patienten auf. Gerade die vielfältig facettierten Erscheinungsformen des Ekzems und die Unberechenbarkeit des Verlaufes sind besonders charakteristisch für die Neurodermitis.

Keinesfalls ist mit dem Abklingen des Ekzems die gesamte Problematik für den Patienten erledigt. Denn einerseits können sich Schleimhautbeschwerden wie Heuschnupfen oder Asthma entwickelt haben oder möglicherweise noch entwickeln, andererseits bedarf auch die erscheinungsfreie Haut des Atopikers nach dem Abklingen der Ekzematisierung einer besonderen Pflege, da es sonst zu Rückfällen oder zu anderen Ekzemvarianten kommen kann (s. Seite 88). Nicht selten bleiben nach der Abheilung noch für einige Zeit helle Flecken im Bereich der Ekzemherde zurück.

Diagnose

Der erfahrene Arzt kann nicht selten schon auf den ersten Blick die Verdachtsdiagnose »Neurodermitis« stellen.

Charakteristische Hauterscheinungen

So ist die Diagnose recht einfach, wenn charakteristische, altersentsprechende Hautveränderungen in typischer Lokalisation vorliegen, beispielsweise »Milchschorf« am Kopf des Säuglings (s. Farbtafel I, Abb. 3) oder Ekzeme in den großen Gelenkbeugen bei Kindern (Abb. 5, Farbtafel I), besonders wenn gleichzeitig eine Vergröberung des Hautreliefs (sog. Lichenifikation, Abb. 6, Farbtafel II) und heftiger Juckreiz bestehen.

Schwieriger sind leichtere Varianten des atopischen Ekzems zu erkennen, wenn sich nur diskrete Hautveränderungen zeigen und auch bei der Erhebung der Vorgeschichte keine familiäre Belastung zu erfragen ist.

So sieht der Hautarzt gelegentlich nur eine trockene, evtl. auch diskret schuppende Haut, manchmal verbunden mit einem eigenartigen »weißgescheckten« Hautkolorit an Rumpf, Oberarmen und Wangen. Dabei fallen inselförmige, hellere Hautbezirke auf, besonders deutlich auf urlaubsgebräunter Haut. In der Regel handelt es sich dabei um abgeheilte Ekzemherde. Manchmal zeigt sich auch nur eine vermehrte Kopfschuppung, gelegentlich verbunden mit Haarausfall im Herdbereich.

Nicht selten erkennt man nur eine Schrunde am Ohrläppchenansatz (Abb. 12, Farbtafel IV), an den Mundwinkeln (Abb. 13, Farbtafel IV) oder auch Ekzeme im Lidbereich (Abb. 14, Farbtafel IV), um die Nase herum (Abb. 15, Farbtafel V), im Nacken (Abb. 16, Farbtafel V), an der Brustwarze (atopisches Mamillenekzem), ein nässendes Ekzem hinter den Ohren (Abb. 18, Farbtafel VI) oder ein schuppendes an den Ohren (Abb. 19, Farbtafel VI), einen senkrechten Einriß der Unterlippe (Abb. 17, Farbtafel V), blättrige Lippenschuppung (Abb. 15, Farbtafel V), einen juckenden Bläschenausschlag an der Hohlhand oder den Fingerseiten (Abb. 20, Farbtafel VI), gelegentlich auch einmal rote, schuppende Herde im Bereich der Großzehen oder Finger (Abb. 21, Farbtafel VII). Diese Zehenveränderungen werden unkorrekt auch als »neurodermitische Winterfüße« bezeichnet, obwohl sie besonders häufig im Frühjahr auftreten. Sie werden nicht selten als Pilzerkrankung verkannt. Der Hautarzt wird durch entsprechende Untersuchungen unter dem Mikroskop und in der Pilzkultur eine mögliche Pilzinfektion ausschließen. Auch eine verstärkte Handlinienzeichnung kann zur Atopie gehören.

Recht charakteristisch für die Neurodermitis ist die »gedoppelte Lidfalte« (Abb. 22, Farbtafel VII).

Tab. 1   Typische Zeichen der Atopie (nach Prof. Ring)

Trockene, schuppende Haut (Abb. 10, s. S. 24)

gedoppelte Unterlidfalte (sog. »Atopiefalte«, Abb. 22, s. S. 24)

Pelzkappenartiger Haaransatz

Lichtung der seitlichen Augenbrauen (sog. Hertoghe-Zeichen)

Schuppung und Einrisse an den Fingerkuppen (Abb. 23, s. S. 24)

Vergröberung des Hautreliefs (sog. »Lichenifikation«, Abb. 6, s. Farbtafel II)

Gesichtsblässe und Schatten um die Augen (Abb. 22, s. Farbtafel VII)

Unverträglichkeit auf Wolle

Blaßwerden der Haut bei mechanischer Reizung

In der Tabelle 1 sind noch weitere typische Kennzeichen der Neurodermitis, die sog. »Stigmata« der Atopiker, aufgeführt.

An der Diagnose besteht kein Zweifel, wenn mehrere dieser typischen Merkmale vorliegen (s. Tabelle 1), zusätzlich weitere oder oben beschriebenen diskreten Atopiezeichen bestehen, die Vorgeschichte positiv ist (Neurodermitis, Asthma oder Heuschnupfen in der Familie, s. S. 17) und der IgE-Antikörperspiegel erhöht (s. S. 40) ist. Allerdings muß ich darauf hinweisen, daß es eine Reihe von Atopikern gibt, bei denen die IgE-Antikörper nicht erhöht sind.

In einigen Kliniken wird heute bereits Neugeborenen Nabelschnurblut abgenommen, um den IgE-Antikörperspiegel (s. S. 40) zu bestimmen. Ist dieser Laborwert erhöht und sprechen auch weitere Befunde für eine Neigung zum atopischen Ekzem, dann empfehlen manche Kinderärzte den Müttern, ihr Kind vorbeugend 6 Monate lang zu stillen (s. S. 98).

Bedeutung der diskreten Atopiezeichen

Die diskreten Atopiezeichen haben große praktische Bedeutung. Denn sie ermöglichen es dem Arzt, bereits bei kaum erkennbaren Hauterscheinungen, z. B. beim Vorliegen einer Schrunde am Ohrläppchenansatz oder eines diskreten Ekzems am Oberlid, den Verdacht auf eine sog. »Abortivvariante« des atopischen Ekzems zu äußern. Er wird dann alles daran setzen, durch weitergehende Untersuchungen (s. S. 23) »hinter die Kulissen« der vermuteten Ekzemkrankheit zu schauen, damit er seinem Patienten gezielte Hinweise zur Ekzemvorbeugung oder -behandlung geben kann. So wird er nach Abschluß der Untersuchungen möglicherweise einem Mädchen von einer Friseurlehre oder einem Jungen vom Maurerberuf abraten, wenn sich die Neigung zur Neurodermitis bestätigt hat.

═══ Abgrenzung von anderen Hauterkrankungen

Auch andere Hauterkrankungen können ähnlich aussehen und verlaufen wie das atopische Ekzem.

So können *Pilzinfektionen* der Neurodermitis zum Verwechseln ähnlich sehen.

Bereits an dieser Stelle möchte ich darauf hinweisen, daß Atopiker mit ihrer diskreten Abwehrschwäche (s. S. 40) vermehrt zu Pilzerkrankungen (Mykosen) neigen (s. S. 66). Es gibt also Fälle, bei denen gleichzeitig ein atopisches Ekzem und eine ähnlich erscheinende Mykose der Haut bestehen.

Der Hautarzt wird durch mikroskopische und kulturelle Untersuchungen eine Abgrenzung vornehmen (s. S. 66) und gezielt behandeln.

Auch ein *allergisches Kontaktekzem* (s. S. 81), das bei entsprechender Allergisierung gegenüber bestimmten Kontaktstoffen, beispielsweise gegenüber Blumen oder Schmuck, entsteht, kann mit dem atopischen Ekzem verwechselt werden. Bei Lupenbetrachtung sieht man aber doch oft im Gegensatz zum atopischen Ekzem eine Vielzahl nässender Bläschen und Krusten (Abb. 40, s. Farbtafel X). Durch sog. Läppchenteste (s. S. 83, Abb. 41, s. Farbtafel X) und durch Ausschluß der oben für die Neurodermitis genannten diagnostischen Kriterien kann der Arzt die Ekzemursache abklären. Ein *toxisch-degeneratives Ekzem* (s. S. 55) kann ebenfalls an ein atopisches Ekzem erinnern.

Wie entsteht die Neurodermitis?

Der Vorgang der Entwicklung des Ekzems ist bei der Neurodermitis komplizierter als beim Heuschnupfen (s. S. 72) und letztlich noch nicht in allen Einzelheiten geklärt.

Das eigentliche Problem ist die Einordnung des Ekzems zu den bekannten Ekzemformen (s. S. 54) obwohl die Neurodermitis in keine der bekannten Varianten hineinpaßt. Sie ist weder ein typisches allergisches Kontaktekzem wie die »Nickelkrätze« (s. S. 81) noch ein ausschließlich durch toxische Kontaktsubstanzen hervorgerufenes Ekzem wie beispielsweise das Hausfrauenekzem (s. S. 56).

Auch ist das atopische Ekzem keinesfalls einfach nur eine allergische Reaktion auf beispielsweise Pollen wie beim Heuschnupfen, auf ein Nahrungsmittel oder gegenüber äußeren Kontaktsubstanzen. Andererseits sind aber bei gleichzeitig auftretenden Schleimhautbeschwerden eines Heuschnupfens oder einer allergischen Bronchitis bei den Allergietesten häufig Pollen, Hausstaub, Tierhaare, Katzenhaare oder andere in der Luft befindliche Allergene (sog. Aeroallergene) als auslösende Ursache für die Schleimhautreaktionen nachzuweisen.

Der Allergologe beobachtet gelegentlich, daß sich die Neurodermitis nach Injektion von Pollenantigenen bei der sog. spezifischen Hyposensibilisierungsbehandlung (s. S. 79) des Heuschnupfens oder Asthmas verschlechtert. Manchmal tritt dabei nur im Bereich der Injektionsstelle aus heiler Haut ein umschriebener Ekzemherd auf, nachdem der Patient dort einige Tage Juckreiz, Rötung und Schwellung verspürt hat.

Wie man sich die Entwicklung der Neurodermitis vorstellen kann zeigt die Abbildung 24 auf S. 28.

☰ Ursache oder Auslösender Faktor?

Wie bei anderen noch nicht völlig geklärten Krankheitsbildern auch, z. B. bei Krebserkrankungen oder bei der Schuppenflechte, gibt es immer wieder Therapeuten, die vorgeben, sie hätten das Problem gelöst.

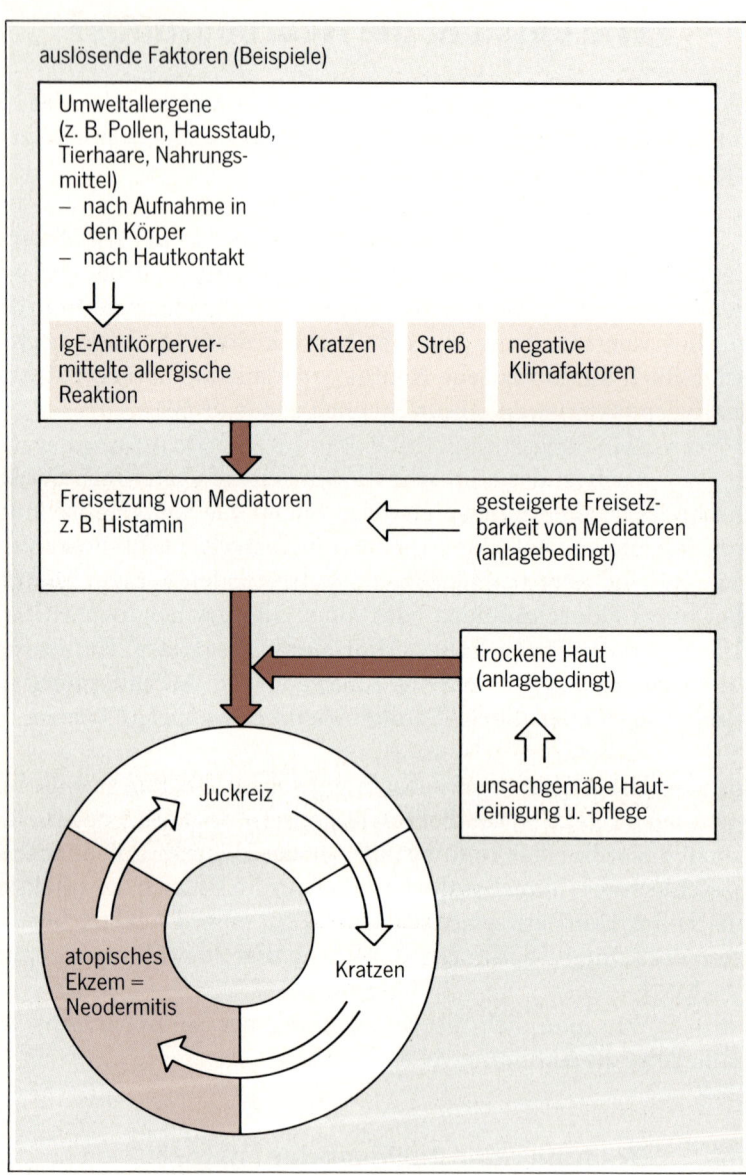

Abb. 24   Hypothetischer Entstehungsweg der Neurodermitis

Sie empfehlen beispielsweise eine möglichst komplizierte, letztlich gar nicht einzuhaltende Diät, die man nur konsequent einhalten müsse, dann heile das Ekzem ein für allemal ab. Ist dies (natürlich) nicht der Fall, dann sind immer Patient und Angehörige selbst schuld.

Diese meist nichtärztlichen Therapeuten verwechseln *Ursache* mit *auslösendem Faktor*. Wenn ein Ekzem – wie es in ca. 10% bei Kindern der Fall ist – durch ein Nahrungsmittel, beispielsweise durch Zitrusfrüchte, provoziert wird, dann ist die Apfelsine nicht die Ursache, sondern der Auslöser des Ekzemschubes (s. S. 31). Meidet das Kind in Zukunft Zitrusfrüchte, so wird zwar dadurch kein Ekzem mehr ausgelöst, möglicherweise aber durch andere Faktoren, z.B. durch Schulstreß oder eine Mandelentzündung. Denn durch das Weglassen der Apfelsine ist nur ein auslösender Faktor weggefallen, nicht aber die Erbanlage beseitigt worden, auf deren Boden sich das Ekzem entwickelt.

Ein anderes Beispiel macht die Zusammenhänge deutlich:

Ein rothaariges Kind mit grünen Augen bekommt einen Sonnenbrand *bereits* nach wenigen Minuten Besonnung, der dunkelhaarige *Schulfreund* auch nach einstündigem *Sonnenbad nicht.*
Die Sonnenbestrahlung ist der Auslöser des Sonnenbrandes, der eigentliche Grund dafür aber liegt im lichtempfindlichen Hauttyp des rothaarigen Sonnenanbeters, also im Erbgut.

≡ **Vererbte Ekzembereitschaft (sog. atopische Diathese)**

Nicht die Neurodermitis selbst wird vererbt, sondern die Anlage dazu (s. Tab. 2, S. 30). Damit es zum Ekzem kommt, müssen neben der *Erbanlage* noch zusätzliche auslösende Faktoren, sog. *Provokationsfaktoren*, hinzutreten (s. Tab. 3, S. 30), beispielsweise Umweltallergene, eine Erkältungskrankheit, ungünstige Klimaeinflüsse, »Schulstreß«, eine unsachgemäße Hautreinigung usw., die erst den »schlafenden Löwen« wecken, d.h. das Ekzem »hervorlocken« (Abb. 24, s. S. 28).

Tab. 2   Vererbte Ekzembereitschaft (sog. atopische Diathese)

gekennzeichnet durch:

– gestörte Oberhautfunktion, z. B. Trockenheit der Haut

– beeinträchtigte Abwehrfunktion der Haut: Neigung zu bakteriellen, viralen, mykotischen Infekten

– Störungen der Antikörperbildung, z. B. Heuschnupfen, allergisches Asthma

– neurovegetative Störungen, z. B. Hautblässe, »weiße Hautschrift«, Schweiß-sekretionsstörung

– psychische Persönlichkeitsstruktur: intelligent, angeblich leicht reizbar

Tab. 3   Faktoren, die eine Neurodermitis auslösen oder verstärken können

– Klima und Jahreszeit: Auftreten oder Verschlechterung der Neurodermitis häufig im Spätherbst oder Frühjahr, Besserung dagegen oft im Sommer, in der Westwet-terlage der Nordsee zu ca. 70%, am besten im Inselklima, im Hochgebirge über 1500 m oder im südlichen Meeresklima.

– Psychischer Streß: z. B. Aufregung, Liebeskummer, familiäre Probleme, Ehekon-flikte, Examensangst, Schul- oder Berufsstreß.

– Hautreizung: z. B. durch Putz-, Scheuer-, Spülmittel, Desinfektionsmittel (medizini-sche Berufe), scharfe Dusch- und Waschmittel, Haarpflegemittel (Fiseurberuf), reizende Chemikalien oder durch zu häufigen Schwimmbadbesuch.

– Allergene: z. B. Nahrungsmittelallergene (erst nach genauer Abklärung, nicht pauschal oder auf Verdacht!), Inhalationsallergene (z. B. Pollen, Stäube, Tierhaare), auch bei Kontakt mit der Haut.

– Infekte: z. B. Virusinfekte (Grippe), bakterielle Infekte (Mandelentzündung, Staphy-lokokkeninfekte).

Anmerkung:
Vorbeugung und Behandlung haben sich an den im Einzelfall relevanten Auslösefak-toren zu orientieren.

Die erbliche Komponente ist nicht zu übersehen: Kinder erkranken in einer statistischen Häufigkeit von etwa 30% an einer Neurodermitis, wenn ein Elternteil unter dieser Hautkrankheit leidet. Ist bei beiden Elternteilen ein endogenes Ekzem aufgetreten, so erkranken etwa 60% der Kinder. Eineiige Zwillinge sind zu 85% gemeinsam betroffen, zweieiige zu 30%.

Den Eltern sind diese Zusammenhänge meistens aus leidvoller Erfahrung wohl bekannt. Denn Mutter oder Vater berichten in der Sprechstunde nicht selten lebhaft über ihren eigenen, oft Jahre dauernden Leidensweg mit der Neurodermitis.

Eigenartigerweise tritt die Neurodermitis fast nie gemeinsam mit einer weiteren häufigen Hautkrankheit, der *Schuppenflechte* (Psoriasis), auf. Wohl aber zeigen viele Atopiker gleichzeitig eine leichte Ausprägung einer »Fischhaut« (sog. Ichthyosis), die sich aber vorwiegend in einer trockenen Schuppung der Haut äußert.

≡ Faktoren, die eine Neurodermitis auslösen oder verstärken können

Zur Entwicklung der Neurodermitis sind neben der vererbten Ekzembereitschaft (Tab. 2), die sozusagen den Boden darstellt, auf dem sich das Ekzem entwickelt, zusätzliche auslösende Faktoren nötig, die erst die Hauterscheinungen provozieren. Diese können von außen (z.B. Umweltallergene) oder von innen (z.B. psychische Faktoren) auf den Organismus einwirken. Man kennt eine Reihe dieser »Manifestationsfaktoren«, die das Ekzemleiden auslösen oder verschlechtern können (s. Tab. 3, S. 30).

Empfehlung:
Notieren Sie, was aus Ihrer Sicht den Ekzemschub ausgelöst haben könnte. Zeigen Sie diese Aufzeichnungen Ihrem Arzt. Er wird sie aufmerksam durchsehen und in seiner Diagnostik berücksichtigen.

Ohne Ihre Mithilfe wird es nicht gelingen, die für Sie wichtigen, individuellen Auslösefaktoren herauszufinden, die die Grundlage für eine »maßgeschneiderte« Behandlung und Prophylaxe darstellen.

Ich möchte diese Problematik an drei Fallbeispielen erläutern, wie sie der Hautarzt in der Sprechstunde erlebt:

Fall 1:

Eine 19jährige Abiturientin berichtet, daß sie schon immer eine trockene und empfindliche Haut, nie jedoch Ekzeme gehabt habe. Zwar leide sie alljährlich im Frühjahr unter Heuschnupfen, die Beschwerden seien jedoch nicht sehr ausgeprägt. »Milchschorf« *sei ihres Wissens im Säuglingsalter nicht aufgetreten.*

Jetzt, einige Wochen vor den Abiturprüfungen, bemerke sie starken nächtlichen Juckreiz. Die Haut jucke am ganzen Körper und sie könne kaum noch schlafen. Sie selbst führe das plötzliche Auftreten der Hauterscheinungen auf den Examensstreß zurück.

Bei der Untersuchung ist die Haut am gesamten Körper gerötet, überall zeigen sich Kratzspuren und Ekzemherde.

Fall 2:

Im Mai kommt eine Mutter mit ihrer 12jährigen Tochter. Die Augen des Kindes sind gerötet, die Lider geschwollen, das Kind niest unaufhörlich. Bei der Untersuchung erkennt der Arzt neben den Schleimhautsymptomen lediglich eine vermehrte Trockenheit der Haut, ganz vereinzelt Kratzspuren und am Ohrläppchenansatz vereiterte Schrunden.

Fall 3:

Eine Mutter erzählt, ihr 19jähriger Sohn habe im Säuglingsalter »Milchschorf« *gehabt, seit einigen Jahren häufig Bronchitis mit Luftnot, vor allem im Schlafzimmer. Nachts bekomme er manchmal kaum Luft.*

Kurz nach einer fieberhaften Mandelentzündung sei dann ein juckender Hautausschlag aufgetreten. Das Ekzem habe er in dieser Ausprägung zum ersten Mal.

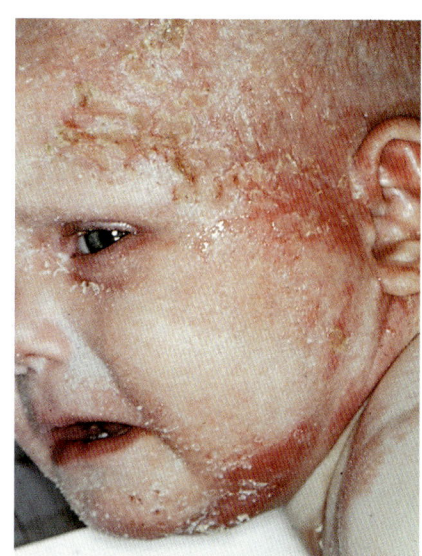

Abb. 3
»Milchschorf« (aus
»Gesunde und kranke
Haut«, Trias)

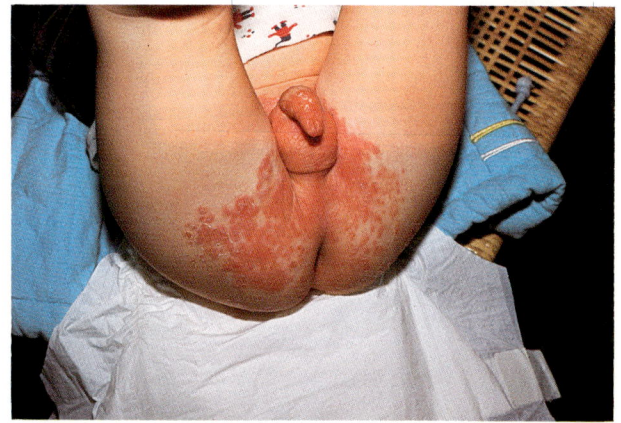

Abb. 4
Windeldermatitis
durch Hefepilze

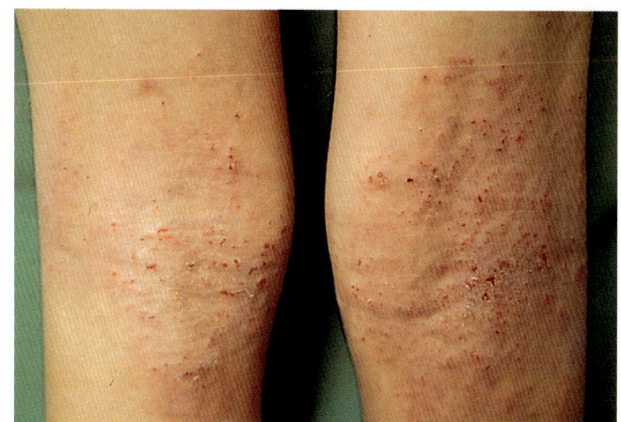

Abb. 5
Beugenekzem

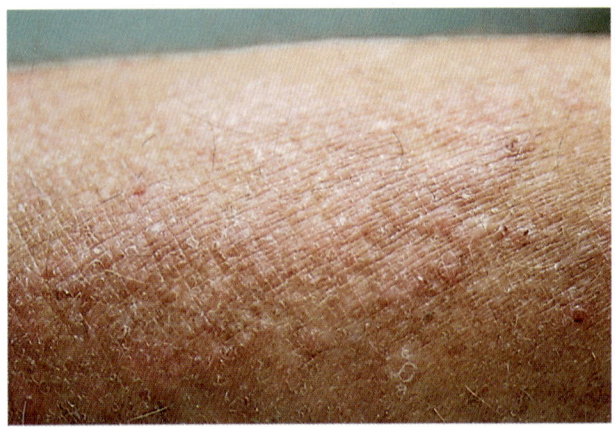

Abb. 6
Hautvergröberung bei
Neurodermitis (sog.
Lichenifikation)

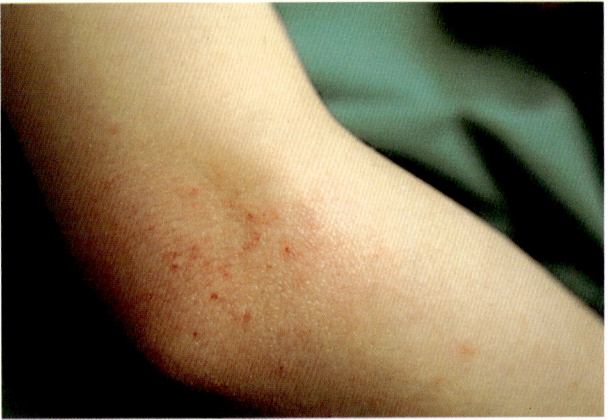

Abb. 7
Neurodermitis an der
Ellenbogen-
streckseite

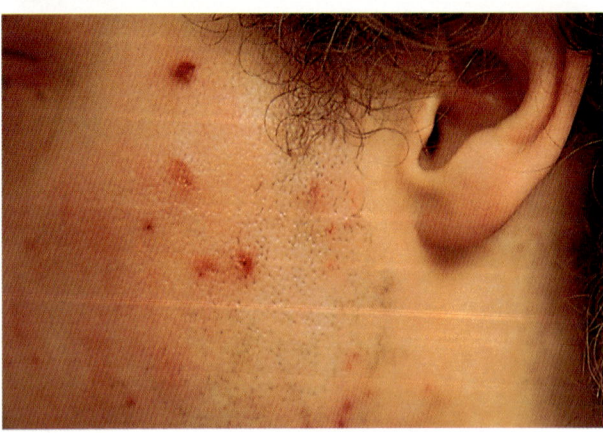

Abb. 8
Aufgekratzte Knöt-
chen im Gesicht (sog.
Prurigoform der Neu-
rodermitis)

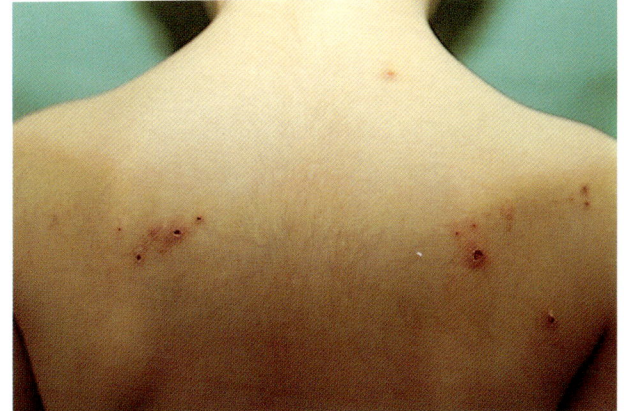

Abb. 9
Aufgekratzte Knöt-
chen am Rücken (sog.
Prurigoform der Neu-
rodermitis)

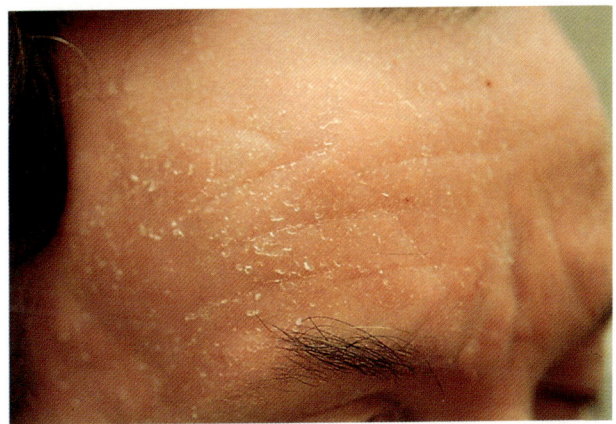

Abb. 10
Rötung und Schup-
pung bei Neurodermi-
tis

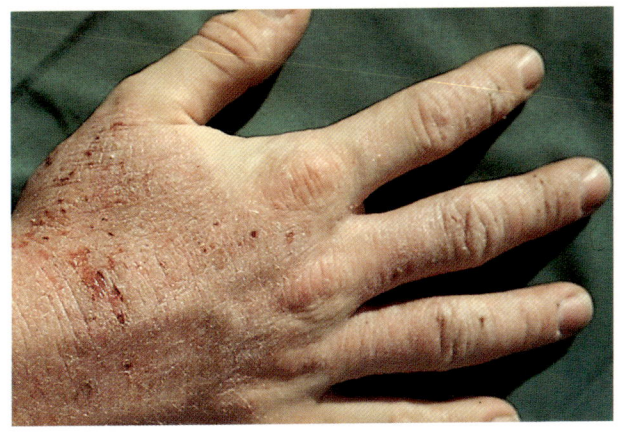

Abb. 11
Licheninfiziertes
atopisches
Handekzem

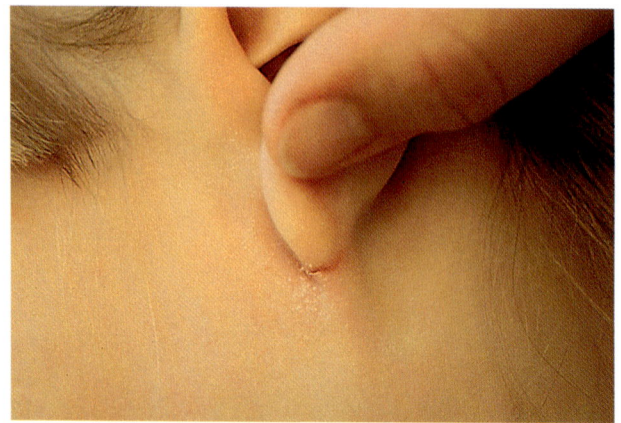

Abb. 12
Ohrschrunde
bei Atopie

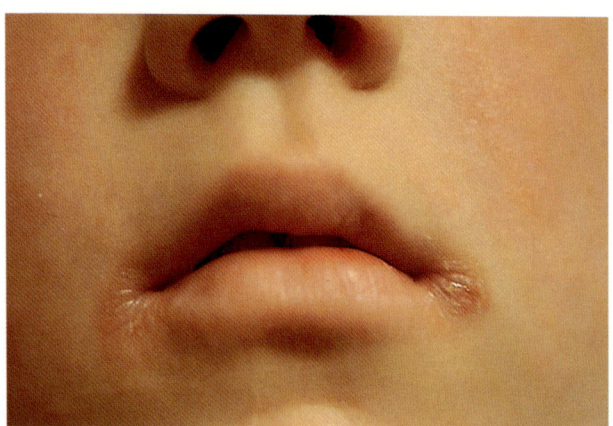

Abb. 13
Mundwinkelschrunden
bei Atopie

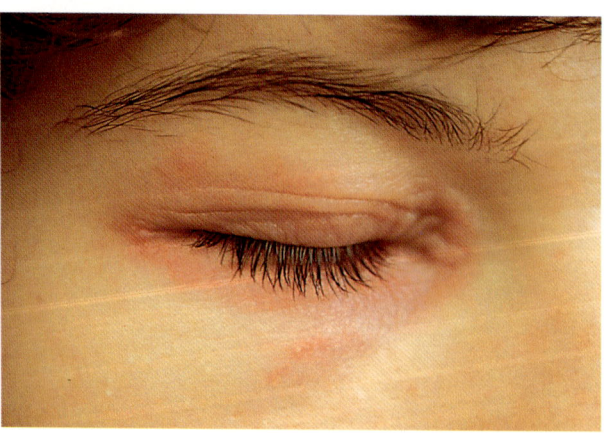

Abb. 14
Lidekzem bei Atopie

Kommentar:

Alle 3 Patienten haben trotz unterschiedlicher Beschwerden und Hauterscheinungen eine Gemeinsamkeit, sie leiden unter den verschiedensten Krankheitserscheinungen aus dem sog. *»Atopischen Formenkreis«* (Abb. 1, S. 17), die, setzt man sie zusammen, ein regelrechtes »Mosaik« bilden. Jeder Patient hat sein eigenes, individuelles »Atopiemosaik«. Bei der Abiturientin stehen die Hauterscheinungen der Neurodermitis im Vordergrund, bei dem 12jährigen Mädchen der Heuschnupfen, während der Junge zugleich unter Asthma und Ekzem leidet (Abb. 2b). Die Skala dieser Krankheitserscheinungen reicht vom Symptom »trockene Haut« ohne Ekzem und Schleimhautbeschwerden bis hin zu den Maximalvarianten, bei denen die bedauernswerten Patienten gleichzeitig unter ausgeprägten Hauterscheinungen wie auch unter Heuschnupfen und Asthma leiden. Diese besonders schweren Fälle sind jedoch glücklicherweise selten (Abb. 2a, *»Atopieskala«*, s. S. 18).

Schon an dieser Stelle wird deutlich, daß jeder Patient entsprechend seinem eigenen *»Atopiemosaik«* individuell behandelt werden muß, und daß für jeden Betroffenen andere pflegerische und vorbeugende Maßnahmen notwendig sind. Mit anderen Worten: Die Prophylaxe und Therapie der Neurodermitis muß absolut individuell durchgeführt werden und für jeden Patienten »maßgeschneidert« sein. Das geht soweit, daß auch nach Abheilung des Ekzems nicht einmal jeder Atopiker dasselbe, auch noch so milde Hautpflegepräparat verträgt.

═══   Schädliche Umwelteinflüsse

Eine Reihe von Umweltfaktoren können die Neurodermitis provozieren, wie ungünstige Klimaeinwirkungen (s. S. 43 u. 99), Allergene in der Nahrung (s. S. 91), in der Luft (sog. Respirationsallergene wie Hausstaub, Pollen s. S. 72), Kontaktallergene (z. B. Nickelsulfat, s. S. 81), Infektionserreger (s. S. 30), Tabakrauch (s. S. 110), reizende Chemikalien und psychischer Streß (s. S. 43). Im einzelnen werden sie in den entsprechenden Kapiteln besprochen.

Die *Entwicklung des atopischen Ekzems* könnte man bildlich also folgendermaßen zusammenfassen:

Der »schlafende Löwe« (die ererbte Neigung zur Neurodermitis), wird durch verschiedene Faktoren (sog. »Provokations«- oder »Manifestationsfaktoren«) geweckt. Diese Faktoren sind bei jedem Patienten andere. Sie können aber selbst bei demselben Patienten zu unterschiedlichen Jahreszeiten oder Bedingungen variieren. Der »gereizte Löwe« zeigt dann mehr oder weniger stark »seine Krallen«. Einmal sieht man nur diskrete Einrisse am Ohrläppchenansatz, ein anderes Mal ist die gesamte Haut ekzematisiert. Der eine hat nur eine trockene, empfindliche Haut ohne Ekzemherde und verspürt gelegentlich Juckreiz beim Sport, hat aber sein Leben lang nie Hauterscheinungen. Der andere macht über Jahre hinweg einen Ekzemschub nach dem anderen durch, und die Hauterscheinungen breiten sich bei ihm über den ganzen Körper aus.

In einigen besonders schweren, aber glücklicherweise seltenen Fällen »wird der Löwe regelrecht wild«. Dann gesellen sich zum ausgedehnten atopischen Ekzem noch Heuschnupfen und Asthma hinzu (Abb. 2a, »*Atopieskala*«, s. S. 18).

≡   **Was Sie als Betroffener wissen sollten**

– Die Anlage zur Neurodermitis wird vererbt, nicht jedoch das Ekzem selbst.
– Leider gibt es nicht die *eine auslösende Ursache, die bei jedem* Neurodermitispatienten in gleicher Weise ekzemauslösend wirkt. Dann wäre durch das Meiden dieses einen ekzemprovozierenden Faktors die Neurodermitis bei jedem Atopiker heilbar.
– Kein verantwortungsbewußter Arzt kann im Einzelfall vorhersagen, welchen Verlauf das Ekzem in Zukunft nehmen wird. Denn es können ja erneut – auch bisher nicht erkannte – ekzemprovozierende Faktoren auf die Haut einwirken.

Was ist bei der Neurodermitis anders?

Den besten Zugang zur Neurodermitis bekommt man, wenn man die wichtigsten Funktionsstörungen mit ihren Auswirkungen betrachtet, die beim Atopiker an Haut und Organen auftreten. Ohne Kenntnis dieser Störungen sind die möglichen Komplikationen und Begleiterkrankungen des atopischen Ekzems nicht zu verstehen.

Doch zunächst einige Vorbemerkungen zu den Schutzfunktionen der gesunden Haut.

☰ Die Haut als Abwehrorgan (Immunorgan)

Heute weiß man, daß die Haut neben anderen Aufgaben (s. Tab. 4 u. 5) auch eine wichtige Funktion innerhalb des Abwehrsystems (Immunsystems) des Körpers ausübt. So war schon lange bekannt, daß die intakte Hautoberfläche mit ihrem Wasser-Lipid- und Säuremantel eine schützende Barrierefunktion erfüllt. Neuere wissenschaftliche Untersuchungen ergaben, daß daneben eine Reihe von Hautzellen aktiv an der Abwehr und Bekämpfung von Krankheitserregern oder schädlichen chemischen Stoffen beteiligt ist.

Aus heutiger Sicht wäre es allerdings auch überraschend, wenn das größte Organ des Körpers, das zudem noch in direktem Kontakt zur »feindlichen« Umwelt steht, nur eine rein passive Barrierefunktion bei der Abwehr von Krankheitskeimen wie Viren, Bakterien, Pilzen, Einzellern (Protozoen) zu erfüllen hätte. Gilt es doch bereits in vorderster Front Eindringlinge zu bekämpfen, und nicht erst, wenn sie ins Körperinnere gelangt sind und dort Unheil anrichten können.

Tab. 4   Funktionen der Haut

1. Schutz- und Immunorgan
2. Speicherorgan
3. Ausscheidungsorgan
4. Aufnahmeorgan
5. Sinnesorgan

Tab. 5   Schutzfunktionen der Haut

Schädliche Einwirkungen	Abwehrmaßnahmen des Körpers
Mechanische	Elastizität der Haut Verdickung der Haut (Schwiele)
Chemische	Säuremantel Fettmantel
Physikalische UV-Strahlen	Pigmentbildung (Bräunung) Reflektion von der Hornschicht Verdickung der Hornschicht
Wärme	Gefäßerweiterung Schweißsekretion
Kälte	Gefäßverengung
Mikrobielle (Bakterien, Viren, Pilze)	Säuremantel Fettmantel Abwehrzellen (Immunzellen) Gegenstoffe (Antikörper)

Hornbildende Zellen (Keratinozyten)

Seit kurzem weiß man, daß die hornbildenden Zellen (Abb. 25, s. S. 37) der Oberhaut, die sog. Keratinozyten, denen man bisher nur die Bildung schützenden Hornmaterials zutraute, auch eine Substanz bilden (sog. ETAF-Faktor), die eine weitere Gruppe von Abwehrzellen, die sog. T-Lymphozyten, aktiviert. Man könnte die Funktion dieser Keratinozyten mit der eines Beobachtungspostens vergleichen, der überwachen soll, was auf der Hautoberfläche vorsichgeht. Gelangen unerwünschte Eindringlinge in die Haut, so läuft, ausgelöst durch diese Wachmannschaft, ein regelrechter Alarmplan ab, an dem eine Reihe von Abwehrzellen der Haut oder des Blutes beteiligt sind.

Langerhans-Zellen und T-Lymphozyten

Bei den Langerhans-Zellen (Abb. 25, s. S. 37) handelt es sich um Freßzellen (sog. Makrophagen), die Krankheitserreger und andere Par-

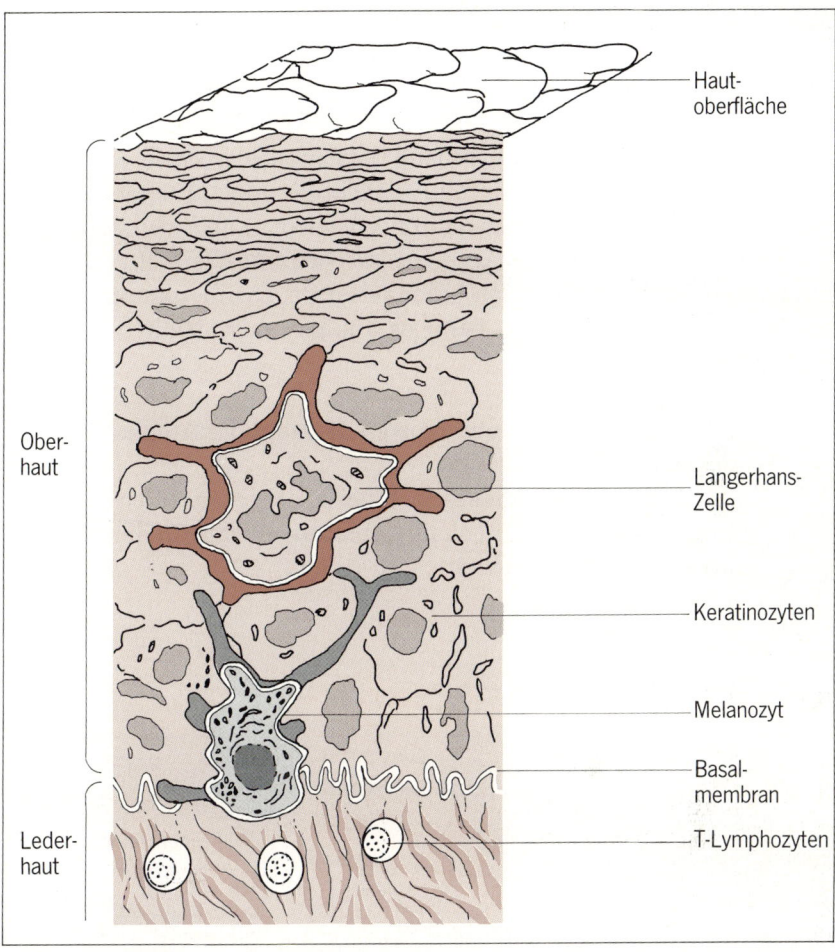

Abb. 25   Abwehrzellen (Immunzellen) der Oberhaut (aus »Gesunde und kranke Haut«, Trias)

tikel »auffressen« (Phagocytose) und anschließend in einem Verdau-
ungsbläschen (Phagolysosom), wie in einem Magen, verdauen. Die auf
diese Weise gewonnenen Informationen über »Aussehen« und »Kampf-
kraft« der Erreger reichen sie an die T-Lymphozyten (s. S. 40) weiter.
Diese könnte man mit patrouillierenden Polizisten vergleichen, die für
Ordnung zu sorgen haben.

≡ Funktionsstörungen der Oberhaut

≡ Trockenheit der Haut

Die Haut des Atopikers ist grundsätzlich trocken, empfindlich und in ihrer Barrierefunktion beeinträchtigt, ganz besonders solange das Ekzem besteht, aber auch dann noch, wenn es abgeklungen ist. Der Ekzematiker sollte deshalb auch bei Erscheinungsfreiheit seine Hautreinigung und Hautpflege den besonderen Gegebenheiten anpassen (s. S. 88). Tut er dies nicht, so kann es aus gesunder Haut heraus zum Ekzem kommen.

Zur Trockenheit kommt es, weil die Haut des Atopikers
– zu wenig Talg bildet, und
– die spärliche Talgmenge sich bei gleichzeitiger Schweißsekretionsstörung (s. S. 42) nicht zufriedenstellend auf der Haut ausbreiten (»spreiten«) kann.

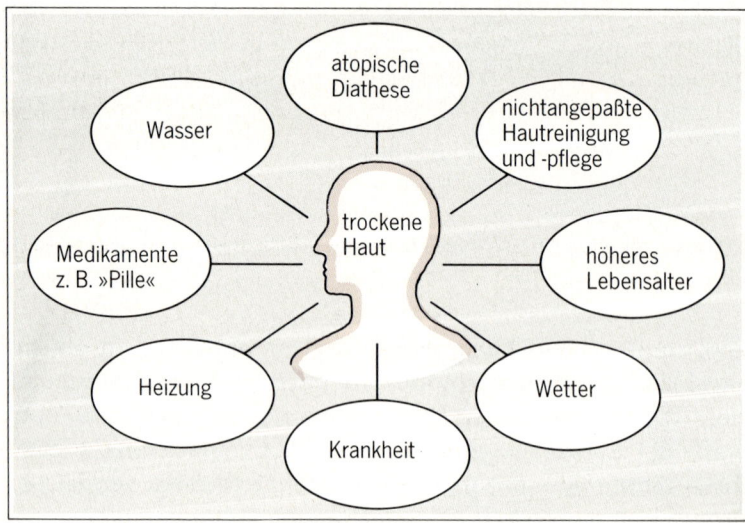

Abb. 26   Das Symptom »Trockene Haut«

– Auch besteht beim Atopiker nicht selten eine mit Trockenheit und Schuppung einhergehende diskrete Ausprägung der sog. »Fischhaut« (Ichthyosis).

Welche weiteren Faktoren die Hauttrockenheit des Atopikers noch verschlechtern und das Ekzem provozieren können zeigt die Abb. 26.

Auf Einzelheiten zur Physiologie der Talgbildung und auf notwendige vorbeugende Maßnahmen bei der Hautreinigung und -pflege möchte ich auf S. 85 näher eingehen.

Verminderte »Alkaliresistenz«

Was bedeutet dieser Begriff? Unter »Alkaliresistenz« versteht man die Widerstandsfähigkeit der normalerweise sauren Hautoberfläche gegenüber Alkalien, beispielsweise gegenüber Seifenlauge.

Die intakte Hautoberfläche des »Hautgesunden« wird durch den funktionsfähigen Lipid- und Säureschutzmantel und die geschlossene Hornschichtdecke der Oberhaut gewährleistet. Sie ist in der Lage, schädliche alkalische Lösungen zu neutralisieren. Anders verhält sich die Haut des Atopikers. Ihre Widerstandsfähigkeit gegenüber Alkalien ist vermindert. Kontakt mit Seifenlauge kann zum Ekzem führen (*Achtung: Nicht mit gewöhnlicher Seife waschen! s. S. 86*).

Der Arzt prüft die Alkaliresistenz, wenn er den Verdacht hat, daß eine Ekzem-Disposition vorliegen könnte. In der Regel gibt er dabei an mehreren Stellen des Handrückens oder Oberschenkels oder des Unterarmes einmal oder mehrfach einen Tropfen 1/2 N-Natronlauge auf die Haut und beobachtet, ob nach 10, 20 und 30 Minuten Rötung, Bläschen, Wundsein oder Brennen auftreten.

Patienten mit einer krankhaften Reaktion bei der Alkali-Resistenzprobe bekommen mit ihrer anlagebedingt geringer belastbaren Hautoberfläche bei schädlichen chemischen Einwirkungen ein Ekzem. Dieser Gesichtspunkt spielt bei der Berufswahl eine wichtige Rolle (s. S. 102).

≡   **Störungen im Abwehrsystem des Körpers**

═   Gesteigerte Bildung bestimmter Abwehrstoffe
     (sog. IgE-Antikörper, s. S. 71)

Man kann zwei Gruppen von Neurodermitikern unterscheiden:
Eine mit und eine ohne Überproduktion bestimmter allergischer Abwehrstoffe (sog. IgE-Antikörper). Der Blutspiegel der IgE-Antikörper ist
normalerweise verschwindend niedrig. Ihre Erhöhung spricht bei diagnostischen Unklarheiten für eine Erkrankung aus dem atopischen
Formenkreis, also für eine Neurodermitis, für Heuschnupfen oder allergisches Asthma. Allerdings können diese Gegenstoffe auch bei einigen
anderen Erkrankungen erhöht sein, z. B. bei Wurm- und anderem Para-
sitenbefall, auch bei seltenen Geschwülsten.

Eine Erhöhung der IgE-Antikörper bedeutet also nicht in jedem
Fall, daß eine Atopie vorliegt. Denn es gibt eine Reihe von Neurodermitispatienten, die keine IgE-Antikörpererhöhung aufweist.

Man nimmt an, daß eine bestimmte Zellgruppe aus den sog. T-
Lymphozyten (s. u.), die sog. Suppressor-T-Lymphozyten, die Bildung
dieser gegen Umweltallergene gerichteten IgE-Antikörper nicht genü-
gend bremsen. Mehr über den komplizierten Mechanismus der sog.
»humoralen« Immunabwehr, der für diese IgE-Erhöhung verantwortlich ist auf Seite 70.

═   Geringfügige Einschränkung der zellbedingten Abwehr-
     funktionen (sog. »zelluläre Immunabwehr«, T-Zell-Schwäche)

Neben der gesteigertern IgE-Antikörperbildung findet sich
beim Neurodermitiker auch eine geringfügige Störung der zellulären
Immunabwehr (sog. T-Zell-Schwäche). Diese T-Lymphozyten sind an
der Abwehr von Krankheitserregern beteiligt. Eine auch nur diskrete
Funktionsstörung und zahlenmäßige Verringerung dieser »Abwehr-
truppe«, wie sie bei der Neurodermitis vorliegt, führt dazu, daß Atopiker
zu Infektionen durch Viren (z. B. Dellwarzen), Bakterien (z. B. Eiterflechte), Pilze (z. B. Hefepilz-Infektionen) neigen. Diese Erkrankungen

können den Verlauf der Ekzemkrankheit in entscheidender Weise komplizieren. Sie werden deshalb ausführlich in einem gesonderten Kapitel besprochen (s. S. 61).

═══ Funktionsstörung bestimmter »Freßzellen«

Auch eine Minderung der Anlockbarkeit und Freßlust bestimmter »Freßzellen« des Blutes (sog. Monocyten und Granulocyten) wurden bei Atopikern nachgewiesen. Auch sie sind an der Infektabwehr beteiligt.

═══ Leichtere Ausschüttbarkeit juckreizverursachender Substanzen (sog. Mediatoren)

Man hat diesen Umstand mit dem unaussprechlichen Begriff leichtere »Releasability« belegt. Darunter versteht man die Tatsache, daß bei Atopikern leichter juckreizverursachende Substanzen aus bestimmten Zellen, den sog. »Mastzellen« der Haut (Abb. 27) oder den »basophilen« Zellen des Blutes, ausgeschüttet werden, als dies normalerweise der Fall ist. Solche wichtigen Mediatoren sind z.B. Histamin,

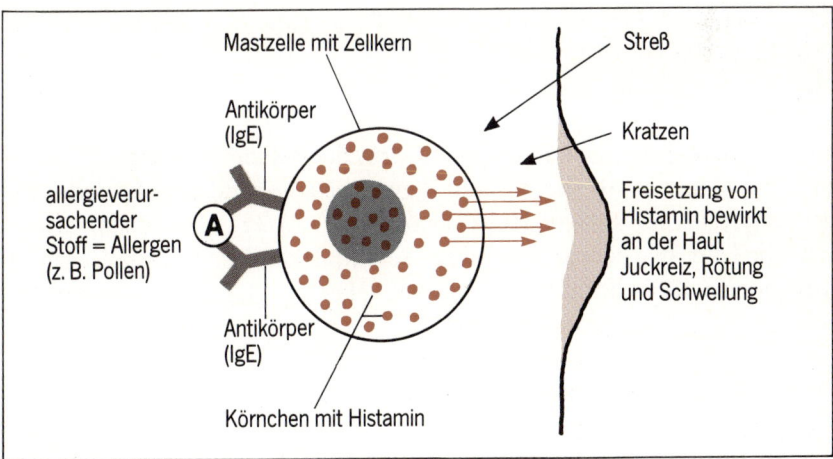

Abb. 27   Freisetzung von Histamin aus den Mastzellen

Serotonin, Leukotriene, besonders Leukotrien B4 (LTB4), Prostaglandine etc. In der Zwischenzeit sind eine Reihe dieser Stoffe erforscht worden und es werden immer neue entdeckt.

So kommt es beispielsweise beim Atopiker allein durch Kratzen an der Haut zur Ausschüttung dieser Stoffe, die dann Juckreiz und Entzündungszeichen wie Rötung und Schwellung verursachen (Abb. 24, s. S. 28, Abb. 27, s. S. 41).

Seit kurzem weiß man, daß die besprochenen Mediatoren die Funktion der T-Lymphozyten (s. S. 36) beeinflussen.

≡ Regulationsstörung im vegetativen Nervensystem

≡ Weiße Hautschrift (sog. »Weißer Dermographismus«)

Bei Atopikern besteht eine Neigung zur Gefäßverengung auf verschiedene Reize. So rötet sich normalerweise die Haut, wenn man mit einem Bleistift oder einem Kamm über sie reibt. Dagegen reagiert die Haut des Neurodermitikers auf derartige mechanische Reize mit einem Abblassen. Dieses Zeichen nutzt der Arzt bei der Diagnose. Es ist aber nicht bei jedem Neurodermitispatienten auslösbar.

≡ Störung der Schweißsekretion

Atopiker weisen ein besonderes Schwitzmuster auf. So ist die Schweißsekretion in den großen Gelenkbeugen und in Ekzemherden gesteigert, an der übrigen Haut vermindert (s. S. 121). Zusätzlich erfolgt ein erhöhter Wasserverlust durch die empfindliche, in ihrer Barrierefunktion gestörte Haut.

≡ Nächtliche Verstärkung des Juckreizes

Nachts ist der Juckreiz am stärksten. Das vegetative Nervensystem hat von der »Arbeitsphase« (sog. sympathikotone Phase) auf die

»Erholungsphase« (sog. parasympathikotone Phase) umgeschaltet. In dieser Zeit werden die sowieso schon besonders leicht ausschüttbaren »Juckstoffe« (Mediatoren, s. S. 41) noch leichter freigesetzt. Auch scheint die Bettwärme den Juckreiz zu fördern.

So erlebt der Arzt nicht selten, daß eine verzweifelte Mutter sich in der Vormittagssprechstunde mit ihrem Kind vorstellt und berichtet, am Abend zuvor sei die Haut noch »blank« gewesen. In der Nacht habe das Kind »aggressiv« mit scharfen Fingernägeln gekratzt. Man habe im Schlafzimmer ein »hohles« Kratzgeräusch hören können. An unterschiedlichen Stellen, z. B. im Gesicht, an den Armen und nicht selten auch an den Oberschenkeln, zeigen sich dann streifige Rötung, Hautschwellung, oft sogar blutige Kratzspuren.

≡ Klimafaktoren beeinflussen das Ekzem

Klimaeinflüsse spielen eine große Rolle bei der Auslösung oder Abheilung des Ekzems (s. S. 99). Günstig wirken sich in ca. 70% die Westwetterlage der Nordsee (am besten Inselklima), das Hochgebirge über 1500 m und südliches Meeresklima aus. So heilen die Hauterscheinungen auf den ostfriesischen Inseln, am Mittelmeer, auf den Kanarischen Inseln oder am Toten Meer oft ohne weitere Therapie vollständig ab.

Jeder Atopiker sollte die für ihn günstigen Klimaeinflüsse, soweit er kann, nutzen. Zumindest aber sollte er sie während der Urlaubszeit in seinem Vorbeuge- und Behandlungsplan berücksichtigen (s. S. 100).

≡ Psychologische und nervale Faktoren

Heftiger Juckreiz, vor allem nachts, führt *zum Schlafentzug*. Wohl auch aus diesem Grund erscheinen Atopiker häufig unruhig, nervös, leicht reizbar. Schulkinder können dem Unterricht nicht aufmerksam folgen, Berufstätige erleiden möglicherweise einen Karriereknick.

Insgesamt aber scheint die Persönlichkeitsstruktur des Atopikers im Vergleich zu anderen Hauterkrankungen nicht verändert zu sein (Prof. RING et al.).

Die Frage ist auch, was zuerst da ist, das Ekzem, das durch Beeinträchtigung des Allgemeinbefindens zur Unruhe führt oder der Streß, der über Juckreiz und Kratzen das Ekzem auslöst (Abb. 24, s. S. 28).

≡ Hypothetischer Entstehungsweg der Neurodermitis

Fügt man alle Befunde zusammen, dann ergibt sich folgender Entstehungsweg der Neurodermitis (Abb. 24, s. S. 28).

Eine Reihe ekzemprovozierender Faktoren führt bei entsprechender anlagebedingter Ekzem- und Allergieneigung (sog. atopische Diathese) zur Ausschüttung juckreizverursachender Substanzen aus bestimmten Zellen (z. B. Mastzellen). Der Juckreiz löst Kratzen aus, das Kratzen die Neurodermitis.

Sicherlich handelt es sich bei dieser Theorie um ein vereinfachtes Denkmodell, das es jedoch ermöglicht, alle auffälligen Befunde bei der Neurodermitis unter einem Dach zu vereinen.

Es macht auch deutlich, daß es sich beim atopischen Ekzem um eine besondere Ekzemvariante handelt, die sich nicht bei anderen Ekzemformen, z. B. beim allergischen Kontaktekzem oder beim toxisch-degenerativen Ekzem (s. Skizze auf S. 54), einordnen läßt.

Ich möchte diese Hypothese an drei praxisbezogenen Beispielen verdeutlichen.

Ein Atopiker und ein Nichtatopiker »geraten sich in die Haare«. Beide gehen wutschnaubend auseinander. Nach kurzer Zeit empfindet der Atopiker heftigen Juckreiz, kratzt die ganze Nacht und am Morgen ist die Neurodermitis da. Der Nichtatopiker ärgert sich genauso, bekommt aber weder Juckreiz noch Ekzem.

Ein anderer Ekzematiker mit einer Eiallergie ißt ein Hühnerei. Die sofort einsetzende allergische Reaktion fürt zur Ausschüttung von Histamin, dadurch zu Juckreiz, Kratzen und Ekzem.

Ein atopisches Kind ißt mit Heißhunger einige Apfelsinen, die viel Histamin enthalten. Ohne vorausgehende allergische Reaktion wie beim Eiallergiker kommt es durch das Histamin wiederum über Juckreiz und Kratzen zum Ekzem.

Das letzte Beispiel macht auch deutlich, warum Atopiker grundsätzlich keine Nahrungsmittel vertragen, die viel Histamin enthalten (z.B. Zitrusfrüchte, Schweinefleisch, rohe Wurst, Rotwein, s. S. 92).

Befindensstörungen und Symptome

Juckreiz

Für den Atopiker ist der quälende Juckreiz das unangenehmste Symptom. Nachts, wenn andere schlafen, um Kraft für den folgenden Tag zu schöpfen, juckt die Haut besonders. Schulkinder folgen unausgeschlafen nur mit Mühe dem Unterricht. Unaufmerksam und gereizt lassen sie nicht selten während des Ekzemschubes in ihren Schulleistungen nach. Den Berufstätigen geht es bei der Arbeit nicht anders.

Juckreiz und Psyche

Als Hautarzt erlebe ich gelegentlich folgende Situation: Nachdem ich in der Klinik bei einem Patienten eine mit heftigem Juckreiz einhergehende Krätze diagnostiziert habe, gehe ich ins Schwesterndienstzimmer, ziehe diskret die Stationsschwester zur Seite und eröffne ihr:»Herr Soundso hat eine Krätze«. Noch bevor ich die weiteren therapeutischen Maßnahmen besprechen kann, äußert erregt die Schwester: »Huch, mich juckt's auch überall«, und sie beginnt sogleich zu kratzen, obwohl sie gar keine Milbenkrankheit hat.

An diesem Beispiel erkennt der Leser, wie sehr Psyche und Juckreiz zusammenhängen.

Eigenartigerweise führt Kratzen nur vorübergehend zur Linderung des Juckreizes. Danach juckt es stärker als zuvor, so daß der Atopiker noch heftiger kratzt (»Teufelskreis«, Abb. 43, s. S. 113).

Was ist zuerst da, der Juckreiz oder das Ekzem?

Die Kernfrage, ob der Atopiker wegen des Ekzems kratzt, oder das Ekzem entsteht, weil er kratzt, wird unterschiedlich beantwortet. So meinen viele Forscher, daß wegen der leichteren Ausschüttbarkeit juckreizverursachender Stoffe (sog. »Releasability«) aus bestimmten Zellen (sog. Mastzellen u. a., Abb. 27, s. S. 41) Juckreiz entsteht, der zum Kratzen führt und so das Ekzem auslöst. Dies ist vor allem nachts der Fall, wenn das vegetative Nervensystem von der »Arbeitsphase« (sympathikotone Phase = weniger Juckreiz) auf die »Erholungsphase« (parasympathikotone Phase = mehr Juckreiz) umgeschaltet hat. Das Kratzen führt zu weiterer Ausschüttung von juckreizfördernden Stoffen (wie Histamin, Leukotrien B4 u. a.), die den Juckreiz verstärken. Sog. freie Nervenendigungen in der Haut, die auch für das Schmerzempfinden verantwortlich sind, leiten das Juckempfinden zum Gehirn. So entwikkelt sich der »Teufelskreis« (s. S. 112).

Wie entsteht der Juckreiz?

Für obige Theorie spricht die Erfahrung aus der Praxis, daß sich immer wieder Patienten vorstellen, deren Haut am Vortag noch »blank« war. Sie berichten, in der Nacht unter der warmen Bettdecke heftigen Juckreiz empfunden zu haben. Am folgenden Morgen ist die Haut dann zum Entsetzen der Angehörigen blutig zerkratzt, gerötet und geschwollen. In manchen derartigen Fällen scheinen »Streßfaktoren«, z. B. Prüfungsängste, ausschlaggebend zu sein. Hier werden wiederum die Zusammenhänge zwischen Psyche und Neurodermitis deutlich (s. S. 111).

So sollen Frustation, Angst oder aggressionsauslösende Reize nach Ansicht mancher Psychologen zu innerer Spannung führen, die nicht emotional gelöst wird und sich letztlich als Juckreiz äußert. Nach Prof. RING neigen Neurodermitiker dazu, bei erniedrigter Juckreizschwelle auf unterschiedliche, manchmal nur geringfügige psychische Reize, Streß, Angst, Frustation, vermehrt juckreizauslösende Substanzen (z. B. Histamin) freizusetzen. Ähnliche Mechanismen sind auch beim Asthma bekannt. An diesem Punkt setzen auch die psychologischen Therapiemaßnahmen an (s. S. 136).

Auch Kontakt mit allergieverursachenden Substanzen (sog. Allergene, wie Hausstaub, Pollen, Bakterien- oder Nahrungsmittelantigene) von außen und innen soll Juckreiz und Ekzem auslösen oder verschlechtern können. Diese Zusammenhänge sind jedoch bisher nicht letztlich geklärt. Sie würden aber verständlich machen, warum nach Hautkontakt mit Staub, bestimmten Bakterien (z. B. Staphylokokken) oder auch gelegentlich einmal nach Genuß eines unverträglichen Nahrungsmittels (z. B. Kuhmilch, Eier, Nüsse) das Ekzem provoziert wird oder sich verschlechtert (Abb. 24, s. S. 28).

Schließlich können Wärme, Schwitzen, Kontakt mit Schafwolle oder Hautreizungen verschiedenster Art, z. B. unsachgemäße Hautreinigung (s. S. 85) bzw. -pflege, den Juckreiz verstärken.

Nicht zuletzt löst allein schon die trockene Haut des Atopikers, in der sich unter dem Mikroskop immer auch eine Entzündung nachweisen läßt, Juckreiz und Kratzen aus. Trockene Haut bedeutet auch leichtere Reizbarkeit durch schädliche Einwirkungen wie Spül-, Putzmittel oder berufliche Stoffe, z. B. Friseursubstanzen oder Desinfektionsmittel (s. S. 86).

Der Juckreiz ist bei der Neurodermitis also die Folge einer Reihe unterschiedlichster Faktoren, die sich in ihrer juckreizsteigernden Wirkung addieren oder sogar potenzieren. Wohl deshalb ist er für die Betroffenen so quälend.

Qualität des Kratzens

Das Kratzen hat nicht selten aggressiven Charakter: Während Patienten mit anderen juckenden Hautkrankheiten, z. B. einer allergischen Quaddelsucht, eher scheuern oder reiben, kratzt der Atopiker zwanghaft mit scharfen Fingernägeln, bis es blutet. Dabei verursacht er ein eigenartig »hohles« Geräusch. Manche Psychologen deuten diese Form des Kratzens als Ausdruck der psychischen Problematik, als »Angriff auf sich selbst«.

Empfehlung:
Fingernägel kurz schneiden. Nachts Baumwollhandschuhe tragen.

Kratzverbot ja oder nein?

Manche Eltern verbieten ihren Kindern, sich zu kratzen. Da das Kind aber unerträglichen Juckreiz empfindet, kratzt es heimlich, besonders nachts im Bett.

Festbinden der Arme zur Nacht, um das Kratzen mit Gewalt zu verhindern, gilt heute zu Recht als verpönt.

Empfehlung:
Kein Kratzverbot! Überschwänglich loben, wenn Ihr Kind wenig kratzt und keine Kratzeffekte an der Haut zu sehen sind. Geringe Kratzspuren beachten Sie am besten gar nicht.

Trockene Haut

Das zentrale Symptom des Atopikers ist seine stets trockene, empfindliche Haut, die zu Juckreiz neigt. Sie fühlt sich rauh an und schuppt nicht selten. Nach häufigem Duschen und Waschen (Entfernung des schützenden, spärlichen »Fettschutzmantels« = »Wasser-Lipidmantels«), bei trockener Heizungsluft oder bei kühlem, trockenem Wetter nimmt die Trockenheit der Haut weiter zu, der Juckreiz verstärkt sich (Abb. 26, s. S. 38).

Die trockene Haut des Atopikers reagiert auf alle möglichen Reize besonders empfindlich. So kommt es leichter zum Ekzem durch reizende Chemikalien, beispielsweise nach Kontakt mit Spül-, Putz- und Reinigungsmitteln (toxisch-degeneratives Ekzem, s. S. 55). Aber auch das allergisch bedingte Nickelekzem tritt bei Atopikern häufiger auf als bei Nichtatopikern (s. S. 81).

Selbst wenn das Ekzem abgeklungen ist, bleibt die Haut noch trocken und ekzembereit. Sie bedarf weiterhin einer besonderen Reinigung und Pflege (s. S. 85). Denn unter dem Mikroskop sind auch in scheinbar unveränderter Haut Zeichen der Entzündung zu erkennen.

Gerade Hautregionen, die von Natur aus wenig Talgdrüsen aufweisen, wie Arme und Beine, neigen zu stärkerer Austrocknung. So kann es vorkommen, daß nach Abklingen des atopischen Ekzems anschließend durch unsachgemäße Hautreinigung und -pflege eine ebenso unangenehme zweite Ekzemvariante entsteht, das Austrocknungsekzem (Exsikkationsekzem, »Trockenflechte«, s. Abb. 28, Farbtafel VIII).

Daraus geht hervor, daß der Atopiker seine trockene Haut besonders vorsichtig reinigen und pflegen muß (s. S. 85). Der erfahrene Ekzematiker kann durch eine sinnvoll angepaßte Hautreinigung und -pflege eine Ekzemprovokation vermeiden, während der unerfahrene immer neue Ekzemschübe durchmacht.

Wir Hautärzte traten deshalb immer wieder mit großem Nachdruck den Krankenkassen gegenüber mit dem Argument auf, daß angepaßte Reinigungs- und Pflegemaßnahmen für den Atopiker erstattungspflichtige Therapie bedeutet. In der Zwischenzeit haben sich die Versicherungen davon überzeugen lassen, daß es für sie billiger und für den Patienten sinnvoller ist, bereits das Symptom »trockene Haut« zu behandeln und so einem erneuten Ekzemschub vorzubeugen (sog. Intervalltherapie), als mit teuren Medikamenten immer wieder das Ekzem therapieren zu müssen.

Wegen der Bedeutung einer gezielten Hautpflege für den Ekzematiker möchte ich kurz in die Physiologie der Talgbildung einführen.

Talgbildung

Die gesunde Haut bildet täglich etwa 1–2 Gramm Talg, indem Zellen der Talgdrüsen verfetten. Über den Haarfollikel gelangt der Hauttalg an die Hautoberfläche, wo er sich gleichmäßig ausbreitet.

Besonders viele Talgdrüsen finden sich in der sogenannten »T-Zone« des Gesichtes (Stirn, seitlicher Nasenbereich, Kinn), in der vorderen und hinteren Schweißrinne, am behaarten Kopf, hinter den Ohren. Wenig Talgdrüsen liegen an den seitlichen Wangenpartien, an den Armen und Beinen. Dort entsteht gerade beim Neurodermitiker häufig das Austrocknungsekzem (s. S. 57).

Die Fähigkeit der Drüsen, viel oder wenig Talg zu bilden, bezeichnet man als Talgbildungskapazität. So bilden die Talgdrüsen im Gesicht viel Talg. Sie können sich zu regelrechten Mitessern (= Komedonen) vergrößern.

Männliche Hormone fördern, weibliche bremsen die Talgbildung. Während der Pubertät ist die Talgproduktion am höchsten, sie nimmt mit zunehmendem Lebensalter ab.

Bildet die Haut zuviel Talg, erscheint sie fettig und glänzt. Manche Menschen bilden soviel Talg, daß ihre Haut vor Fett regelrecht trieft. Scherzhaft bezeichnen wir sie als »seborrhoische Athleten«. Wird zu wenig Talg gebildet, wie es anlagebedingt beim Atopiker der Fall ist, dann erscheint die Haut trocken, spröde, manchmal rissig, sie kann schuppen und jucken. Die Talgbildung entscheidet also darüber, ob ein fetter, trockener oder normaler Hautzustand vorliegt.

Zusammensetzung und Funktion

Neben verschiedenen Fettsubstanzen enthält der Hauttalg Wasser, auch Salze, Eiweißbausteine (Aminosäuren), Harnstoff und weitere Stoffe. Wenn seine Bedeutung auch nicht letztlich erforscht ist, so ist man sich doch darüber einig, daß der Hauttalg als Teil des Wasser-Fett-Mantels (Wasser-Lipid-Mantels) die Haut vor schädlichen äußeren Einflüssen und ungehemmtem Wasserverlust (Austrocknung) schützt. Dieser Schutzmantel kann Feuchtigkeit binden oder abgeben. Er hält die Haut durch seine wasserbindenden Anteile feucht und geschmeidig (»natürlicher Feuchtigkeitsfaktor = »natural moisturing factor«). Man hat nachgewiesen, daß beim Atopiker mit seinem beeinträchtigten Wasser-Lipid-Mantel der Wasserverlust durch die Oberhaut (sog. »transepidermaler Wasserverlust«) erhöht ist.

Besondere Bedeutung kommt diesem Schutzsystem bei der Abwehr chemischer Schäden zu. Auch das Wachstum von Bakterien und Pilzen wird durch einen intakten Fett- und Säuremantel gehemmt.

▬ Die Ausbreitung (»Spreitung«) des Talges

Um einen funktionsfähigen und dichten Schutzmantel gegen äußere Einwirkungen zu bilden, muß sich der Talg gleichmäßig auf der Hautoberfläche verteilen. Bei warmer, feuchter Umgebungstemperatur erfolgt die Ausbreitung schneller als in der Kälte. Aus diesem Grund ist das Austrocknungsekzem *im Winter häufiger* als im Sommer. Auch mechanische Faktoren (Verreiben) und der Schweiß fördern die Talgspreitung.

▬ Hauttalg und Lebensalter

Eine dicke Schicht salbenartig zäher »Fruchtschmiere« (sog. Vernix caseosa) aus Talg und Oberhautzellen bedeckt die Haut des ungeborenen Kindes, um sie vor dem Fruchtwasser zu schützen. Auch nach der Geburt bleibt die Haut noch einige Wochen fett. Wohl auch aus diesem Grund entwickelt sich das atopische Ekzem im Säuglingsalter (sog. »Milchschorf«, s. S. 21) häufig erst um den 3. Lebensmonat herum.

Im Kindesalter ist die Haut dann normal gefettet oder trocken. Bei übermäßig häufigem Schwimmbadbesuch tritt, gerade bei Neurodermitis-Kindern, gelegentlich ein Austrocknungsekzem (s. S. 57) auf. Während der Pubertät nimmt die Talgproduktion dann immer mehr zu bis zu einem Höhepunkt, verursacht durch die gesteigerte Bildung von Sexualhormonen, besonders von männlichen Hormonen (Testosteron

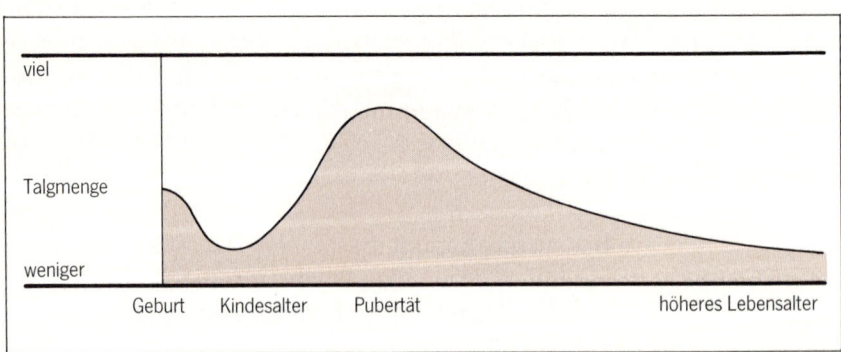

Abb. 29   Talgbildung in Abhängigkeit vom Lebensalter

und seinen Abkömmlingen). Nach der Pubertät bleibt die Talgbildung noch einige Zeit auf hoher Stufe, um dann im Laufe des Lebens immer mehr nachzulassen.

Im höheren Lebensalter ist die Haut dann auch bei Nichtatopikern, besonders aber bei diesen, oft trocken und kann schuppen.

Komplizierende Erkrankungen

Die eingeschränkte Barrierefunktion der Haut und Fehler bei der Ekzemvorbeugung und Hautpflege sind nicht selten Voraussetzungen für nicht allergisch bedingte Ekzemformen, die das Befinden und die Lebensqualität der Betroffenen erheblich beeinträchtigen können.

Einen Überblick über mögliche Komplikationen und allergische Begleiterkrankungen der Neurodermitis wie auch über wichtige Ekzemvarianten bei der Atopie geben die Grafiken auf den Seiten 54 und 55.

Der Übersichtlichkeit halber bespreche ich das allergische Kontaktekzem bei den allergischen Begleiterkrankungen (s. S. 81).

≡ Nichtallergisches Kontaktekzem (toxisch-degeneratives Ekzem)

Das nichtallergische Kontaktekzem wird treffend auch als »Abnutzungsekzem« bezeichnet. Gerade an der in ihren Schutzfunktionen beeinträchtigten Haut des Neurodermitikers entsteht es nicht selten.

Eine Vielzahl schädigender äußerer Einflüsse lösen diese besondere Ekzemvariante aus. Je toxischer die reizenden Stoffe sind, umso

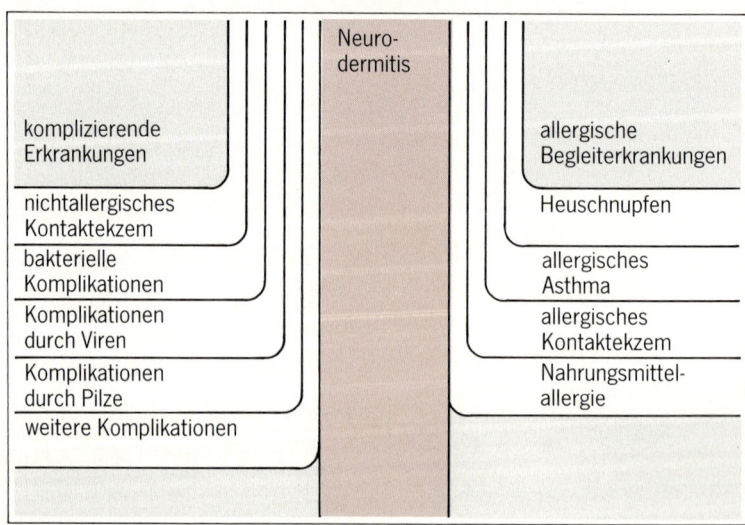

früher und stärker tritt auch die Hautschädigung ein (sog. toxisches
Kontaktekzem). Aber auch schwach reizende Substanzen, z.B. selbst
eine langdauernde oder häufige Einwirkung von Wasser, können auf
Dauer zum toxisch-degenerativen Ekzem führen. Sonderformen stellen
das Hausfrauenekzem (s. Abb. 30, Farbtafel VIII) und das »Austrocknungsekzem« dar (s. Abb. 28, Farbtafel VIII).

Häufig auslösende Schadstoffe sind: Putz- und Scheuermittel
für Fußboden, Toilette oder Badewanne, Spül- und Waschmittel, aber
auch Lacke, pflanzliche Stoffe, unter Umständen sogar stark entfettende oder reizende »medizinische« Seifen oder Desinfektionsmittel.

Ist das Ekzem **akut**, so sieht man Rötung, Bläschenbildung,
Nässen, gelbliche Krusten und Borken. Der Patient spürt Juckreiz oder
Brennen. Bei **chronischem** Verlauf überwiegen Hautverdickung, Vergröberung des Faltenreliefs (Lichenifikation) und Schuppung. Der Juckreiz ist quälend.

Einige Schadstoffe wirken sowohl hautreizend als auch aller-
gieauslösend, z.B. der Zement. Einerseits wird durch die alkalische
Reaktion des Zements der sowieso schon beeinträchtigte Säuremantel
der atopischen Haut weiter zerstört. Andererseits können die in ihm

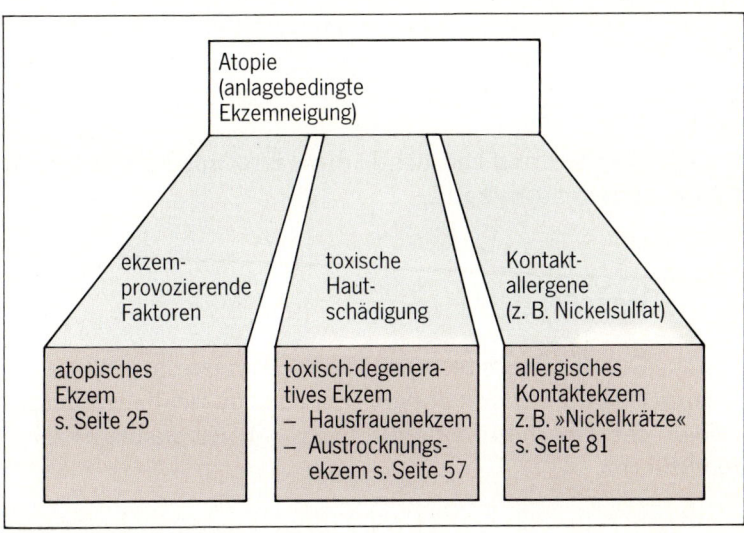

enthaltenen Chromationen zur Kontaktallergie führen. Aus diesen Gründen rät man Atopikern auch von Berufen ab, bei denen Kontakte mit Zement unumgänglich sind (z.B. Maurer, Bauhandwerker, s. S. 103).

Hausfrauenekzem

Nach der Familiengründung, wenn vermehrt Hausarbeit anfällt, entsteht diese Ekzemform häufig bei Hausfrauen (Abb. 30, s. Farbtafel VIII) und Hausmännern. Baden des Säuglings, Desinfektionsmittel für Babyflaschen sind dann ungewohnte Schädigungsmöglichkeiten. Häufig beginnt das Ekzem unter dem Fingerring, da sich hier Waschmittel ansammelt. Arbeiten im feuchten Milieu, zumal mit Seife und Kinderbadezusätzen, Kontakte mit Spül-, Wasch-, Wannen-, Fußbodenreinigungs-, Desinfektionsmitteln trocknen die bereits vorher trockene und ekzembereite Haut der Hände und Unterarme aus und machen sie noch rauher und spröder. Die Entzündung verursacht brennende Schmerzen und Juckreiz. Gerade die vielen kleinen Handgriffe zwischendurch sind in diesem Zusammenhang ausschlaggebend. So wird der große Abwasch mit der Spülmaschine durchgeführt, der eine Teller aber mal gerade mit der Hand abgewaschen. Die ekzembereite Haut des Atopikers kann diesen vielfältigen »Attacken« nur kurze Zeit widerstehen.

Übrigens können die genannten Stoffe nicht nur die Haut, sondern auch die Fingernägel schädigen. Sie werden dann brüchig und splittern.

Der Hautarzt beobachtet diese Ekzemform gerade in der kühlen Jahreszeit besonders häufig.

Diagnose

Durch Allergieteste (sog. Läppchenteste, s. S. 83) und Pilzuntersuchungen wird der Arzt andere Ursachen ausschließen und Funktionsproben der Oberhaut einschließlich der Atopiediagnostik (s. S. 23) durchführen.

Vorbeugung

Grundsatz:
Wann immer möglich, direkten Hautkontakt mit den schädigenden Stoffen vermeiden!

Auf *vorschriftsmäßige* Konzentration der Spül-, Reinigungs- und Waschmittel achten (Umweltschutz!), zu häufigen Wasserkontakt vermeiden.

Konsequent Baumwollhandschuhe unter die Gummihandschuhe (intakt, ausreichend lang) ziehen. Die geringfügige Minderung des Tastempfindens und der minimale Zeitaufwand sollten akzeptiert werden. Direkt auf der Haut vertragen gerade Atopiker keine Gummihandschuhe.

Babyflaschen *auskochen*.

Vorbeugende Hautpflege selbst dann, wenn kein Ekzem besteht (s. S. 88).

Austrocknungsekzem (»Trockenflechte«)

Gerade Atopiker mit ihrer trockenen, empfindlichen Haut erkranken nicht selten an dieser nicht allergisch bedingten Ekzemvariante, wenn sie sich zu intensiv oder zu häufig mit aggressiven Reinigungspräparaten waschen.

Das Austrocknungsekzem (s. Abb. 28, Farbtafel VIII) entwickelt sich in talgdrüsenarmen Hautregionen wie an den Armen, Beinen, am Gesäß und an den seitlichen Rumpfpartien. Hier zeigen sich, manchmal mit bloßem Auge erkennbar, deutlicher unter der Lupe, Einrisse der Oberhaut, die an die gesprungene Glasur einer Vase erinnern oder an einen feuchten Sumpf, bei dem unter der Sonnenhitze die Erdkruste aufgebrochen ist. Der Patient verspürt ein Brennen und oft quälenden Juckreiz, besonders nach dem Baden oder Duschen. Übermäßiges Duschen scheint sich noch ungünstiger auszuwirken als ein Vollbad, da beim Abbrausen das Hautfett im Ausguß verschwindet.

Das Austrocknungsekzem tritt häufiger in der kühlen Jahreszeit auf. Im Sommer, wenn man schwitzt, breitet sich der spärliche Talg besser auf der Haut aus als in der Kälte.

Wie entsteht das Austrocknungsekzem?

Der beim Atopiker spärlich gebildete Hauttalg wird bei relativ zu häufigem Waschen oder Duschen übermäßig stark aus der Haut herausgespült. Bis zur nächsten Hautreinigung (= Entfettung) gelingt es nicht, den »Fettschutzmantel«, der noch durch die vorausgegangene Reinigungsmaßnahme »zerrissen« ist, wieder zu reparieren. Durch diesen »durchlöcherten Regenmantel« prasselt dann schon wieder das nächste Duschbad hindurch. Paradoxerweise kommt es also durch zu intensive Anwendung von Wasser zu einer Austrocknung der Haut. Dies ist verständlich, da der Hauttalg über ein kompliziertes Emulsionssystem Wasser binden kann. Durch warmes oder heißes Wasser und durch intensives Abfrottieren wird der Haut mehr Fett entzogen als durch kaltes Wasser.

Besonders verheerend wirken sich alkalische Seifen oder die übertriebene Anwendung von entfettenden Dusch- oder Badezusätzen aus. Besser geeignet sind für die trockene Haut des Atopikers Ölbadezusätze, die die Haut beim Waschen rückfetten. Sie verhindern jedoch das Austrocknungsekzem nicht in jedem Fall. Keinesfalls können die in derartigen Badezusätzen enthaltenen Öle (z. B. Sojabohnenöl, Erdnußöl, Paraffin, Lecithin) den zuvor ausgespülten Hauttalg vollwertig ersetzen.

Ein Patient mit fettem Hauttyp kann sich dagegen unbekümmerter und häufiger waschen als der Atopiker.

Beim Austrocknungsekzem kommt also die Rückfettung der Entfettung nicht mehr hinterher. Ich möchte dies an drei Beispielen noch weiter erläutern:

– *Behält ein Atopiker die Waschgewohnheiten aus der Jugend, als er noch mehr Hauttalg bildete, auch im Alter bei, so kommt es – obwohl früher möglicherweise niemals Hautprobleme auftraten – nun u. U. zum Austrocknungsekzem. Wird er beispielsweise mit entfettendem Franzbranntwein abgerieben oder wegen eines Ischiassyndroms mit Unterwassermassagen behandelt, entsteht über Nacht die »Trockenflechte«.*

— Gelegentlich erkranken Kinder oder alte Menschen auf Pflegestationen, wenn die für alle geltenden pauschalen Waschvorschriften gewissenhaft durchgeführt werden. So gesehen stellt das Austrocknungsekzem geradezu ein »Qualitätsmerkmal« für die betreffende Pflegeeinrichtung dar.

— Nicht selten beobachtet der Hautarzt in der kühlen Jahreszeit Ekzemschübe durch zu häufigen Schwimmbadbesuch. So kann der Eintritt in einen Schwimmverein mit den regelmäßigen Trainingsstunden schlimme Auswirkungen auf den Verlauf des atopischen Ekzems haben. Schulschwimmen einmal in der Woche ist weniger problematisch. Trotzdem sollte man in Absprache mit dem Hautarzt nur dann zur Einschränkung des Schwimmens raten, wenn das Ekzem trotz Ausschöpfung aller pflegerischen Maßnahmen nicht verhindert werden kann.

Am Beispiel des Austrocknungsekzems zeigt sich eindrucksvoll, wie aufmerksam der Atopiker bei der Hautreinigung und Hautpflege seine individuelle Hautbeschaffenheit berücksichtigen muß.

Ich möchte nicht mißverstanden werden, es geht nicht um die Sauberkeit! Die Hautreinigung sollte aber auf den eigenen trockenen Hauttyp abgestellt sein. Ein farbiger Wollpullover wird schließlich auch anders gewaschen als ein Leinenbettuch.

Regel:
Hautreinigung nicht zu oft und zu intensiv!

In letzter Zeit beobachtet der Hautarzt gelegentlich verstärkten Juckreiz und Austrocknungserscheinungen nach Bräunungsbestrahlungen in Solarien und nach medizinischer Lichttherapie. Unter Reinraumarbeitsbedingungen in der Mikroelektronik wurden ebenfalls Austrocknungsschäden beobachtet.

Eine leichtere Ausprägung dieser Ekzemform stellt die aufgesprungene Haut über den Fingerknöcheln bei Rad- oder Mopedfahrern dar, die im Winter ohne Handschuhe fahren. Auch bei Autofahrern mit Ekzemneigung entstehen gelegentlich trockene, juckende Herde an den Händen, wenn die Fahrzeugheizung längere Zeit voll aufgedreht war. Nach Erkältungskrankheiten zeigen sich unter der Nase nicht selten diskrete Ausprägungen dieses Ekzems, ebenso bei Säuglingen und Kindern im Mundbereich (»Lüllern«, Lecken).

Vorbeugung

- *Häufigkeit* und *Intensität* der Hautreinigung sollten sich nach dem Verschmutzungsgrad der trockenen Haut des Atopikers richten. Keine »Waschrituale«!
- *Alkalische Seifen*, die den Säuremantel der Haut schädigen und über eine Ausfällung von Calciumionen zur Hautreizung führen, verstärken den Juckreiz und sind für den Atopiker ungeeignet. Rückfettende Dusch- und Badezusätze bevorzugen!
- *Kühleres Wasser*, das weniger Talg aus der Haut herausspült, ist zum Waschen geeigneter als warmes oder heißes Wasser. Allzu kräftiges Rubbeln mit dem Frotteehandtuch entfernt zusätzlich kostbaren Hauttalg.
- Nach dem Reinigen sollte die *trockene Haut* mit einer *milden Fettcreme* rückgefettet werden, auch wenn kein Jukreiz oder Ekzem bestehen.

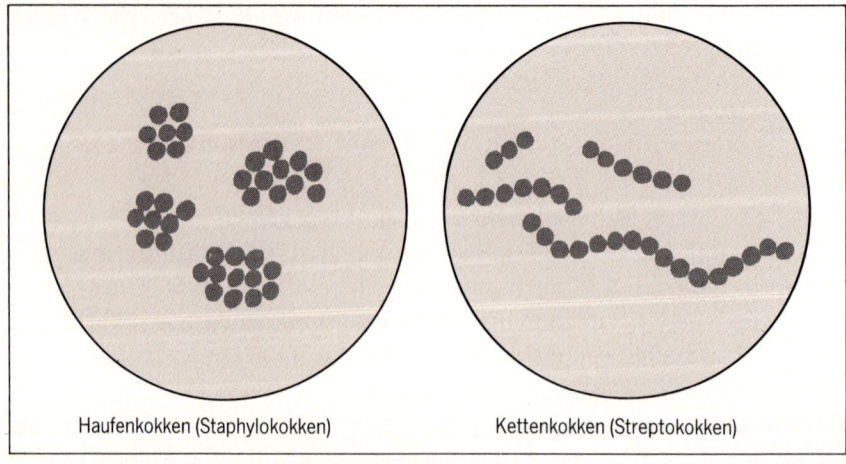

Haufenkokken (Staphylokokken)   Kettenkokken (Streptokokken)

Abb. 31   Die häufigsten Erreger bakterieller Hauterkrankungen

– *Schwimmbad-* oder *Saunabesuche* sind für die körperliche Ertüchtigung und das Wohlbefinden so wichtig, daß der Atopiker
sie nur dann einschränken sollte, wenn ein Ekzem auftritt.
Hilfreich ist das Eincremen der Haut nicht nur nach, sondern
auch schon vor dem Schwimmen.

– Die *richtige Reinigung* und Pflege der Haut stellt beim Austrocknungsekzem gleichzeitig die *beste Vorbeugung* dar.

Komplizierende Hautinfektionen durch Bakterien, Viren und Pilze

Durch die geringfügig eingeschränkte Immunabwehr (s. S. 40)
neigt der Atopiker zu Infekten. So kommt es durch *Bakterien* (meist
Staphylokokken und Streptokokken, Abb. 31) leicht zu einer Vereiterung von Ekzemen. Auch *Viruserkrankungen* (Warzen-Abb. 34, 35, Her-
pesinfektionen-Abb. 36, s. Farbtafel X) und *Pilzinfektionen*, vor allem
durch Hefepilze der Gattung Candida, werden bei Neurodermitispatienten häufiger beobachtet als bei Nichtatopikern.

Manche dieser komplizierenden Erkrankungen erweisen sich
als zusätzliche diagnostische Hilfe. So wird der erfahrene Arzt beim
Anblick einer Vielzahl von Dellwarzen (s. Farbtafel IX, Abb. 35), die
möglicherweise noch streifig in den Ellenbogen oder Kniegelenken angeordnet sind, nach einer atopischen Diathese fahnden, auch wenn kein
Ekzem zu erkennen ist. Natürlich treten Eiterflechte und Dellwarzen
auch bei Nichtekzematikern auf. Sie sind dann aber meistens nicht so
ausgedehnt oder zahlreich.

Komplikationen durch Bakterien

Bakterien auf der Hautoberfläche

Auch auf der gesunden Haut existiert eine Mischflora von verschiedenen Bakterien, die sich entweder dauernd (Standortflora) oder
vorübergehend (Anflugflora) auf der Hautoberfläche aufhalten. Zu
Eitererkrankungen kommt es normalerweise nur, wenn sehr viele oder
besonders angriffslustige Keime die Hautoberfläche besiedeln.

Andererseits spielt bei der Entstehung von bakteriellen Hautinfektionen neben den »Angreifern« auch die *Abwehrfunktion* der Haut eine wichtige Rolle, die bei der Neurodermitis geringfügig beeinträchtigt ist.

Auch die Ökologie der Hautoberfläche ist in diesem Zusammenhang von Bedeutung. Schädigung des Säuremantels (beispielsweise durch alkalische Seifen), aber auch eine beeinträchtigte Barrierefunktion der Oberhaut durch kleine Einrisse der Hornschicht, wie sie beim Ekzem, speziell bei der Neurodermitis, vorliegen, öffnen den Erregern »Tür und Tor«.

Vereiterte Neurodermitis (impetiginisierte Neurodermitis)

Eine bakterielle Infektion überlagert nicht selten eine Neurodermitis. Man spricht dann von der *impetiginisierten Neurodermitis* (Abb. 33, s. Farbtafel IX).

Verständlicherweise neigen Ekzemherde besonders zur Vereiterung, da in ihnen die Schutzmechanismen der Haut weitgehend aufgehoben sind. So finden Eiterbakterien günstige Wachstumsbedingungen vor. Ihr Vordringen in tiefere Hautschichten ist auch wegen der geöffneten »Schleusentore« der ekzematisierten Haut ohne Schwierigkeiten möglich.

Sind große Hautflächen befallen, so kann in seltenen Fällen eine Nierenentzündung durch Bakteriengifte (sog. Bakterientoxine) entstehen.

Durch sinnvolle Körperreinigung und -pflege (s. S. 85) kann man der Ekzemvereiterung vorbeugen und zu ihrer Heilung beitragen. Die Behandlung wird im Kapitel »Therapie der Neurodermitis« besprochen.

Auch die *Eiterflechte* (Impetigo contagiosa), bakterielle Entzündungen der Haarfollikel (sog. *Folliculitis*, Abb. 32, s. Farbtafel VIII),

Furunkel und *Karbunkel* treten bei Neurodermitikern häufiger auf als bei Nichtatopikern.

Empfehlung:
Kein Schwimmbadbesuch bei größeren oder vereiterten Ekzemherden.

≡ Komplikationen durch Viren

An der empfindlichen Haut des Atopikers rufen auch *Viren*, elektronenmikroskopisch kleine Krankheitserreger, häufiger Infektionen hervor als beim Nichtatopiker. In diesem Zusammenhang möchte ich zwei Viruskomplikationen besprechen: die *Dellwarzen* und den *Herpes-Simplex*.

≡ Dellwarzen

Neben den unterschiedlichen virusbedingten Warzenformen treten bei der Neurodermitis sogenannte *Dellwarzen* (Abb. 35, s. Farbtafel IX) besonders häufig auf. Sie entstehen bei Atopikern manchmal zu Hunderten, vor allem in den Ellenbeugen und Kniekehlen, aber auch in den Achselhöhlen und am seitlichen Rumpf. Sie wachsen manchmal strichförmig in Kratzspuren (Aussaat der Erreger).

Bei den Dellwarzen handelt es sich um stecknadelkopf- bis linsengroße gutartige Hautveränderungen, die sich halbkugelig über die Hautoberfläche vorwölben. In der Mitte zeigt sich meistens eine charakteristische Einsenkung, die dieser Warzenform den Namen gegeben hat. Bei seitlichem Druck kann man Virusbrei herauspressen.

— *Behandlung*

Dellwarzen quetscht man mit der Pinzette oder dem scharfen Löffel aus. Bei Kleinkindern ist bei großer Anzahl die Ausschabung in Kurznarkose in der Klinik sinnvoll.

═══   Herpes simplex

Von den beiden Typen der Herpes simplex-Viren (Abb. 36, s. Farbtafel X), Typ I und II, möchte ich nur die häufigsten Herpeserkrankungen durch den Typ I besprechen.

Die »*Lippenbläschen*« (Herpes labialis) sind wohl jedem Leser bekannt.

Die Infektion mit den Erregern erfolgt in den ersten Lebensjahren, oft ohne wesentliche Krankheitszeichen. Gelegentlich tritt dabei ein mehr oder weniger starker Bläschenausschlag im Mund auf (»Mundfäule«). Auch wenn danach keine Haut- oder Schleimhauterscheinungen mehr sichtbar sind, so liegen die Viren in der Haut oder im Nervengewebe auf der »Lauer«.

Bei Erkältungskrankheiten (»Fieberbläschen«), nach intensiver Sonnenbestrahlung (»Gletscherbrand«), aber auch vor und während der Menstruation und bei übermäßiger körperlicher Anstrengung treten bei manchen Menschen, vor allem aber bei Atopikern, immer wieder Herpeserkrankungen auf, oft sogar an derselben Stelle. Etwa 1% der Bevölkerung leidet unter diesem sog. »rezidivierenden« Herpes simplex.

Vor dem Erscheinen der Bläschen bemerkt der Patient zunächst ein Prickeln, Kribbeln, Jucken, Brennen. Dann kommt es am Lippenrand zur Anschwellung und schließlich zu wasserklaren, gruppiert angeordneten Bläschen. Bald danach eröffnen sich die Bläschen, und es entstehen gelblich-eitrige Krusten. Diese Krusten lösen sich im Laufe einiger Tage ab, es bleibt zunächst noch ein geröteter Fleck zurück.

Außer dem Lippenrand können auch die Mundschleimhaut, die Wangen, die Hornhaut des Auges, die Finger und das Gesäß (öfter Typ II), aber auch andere Hautpartien betroffen sein.

Bei ausgedehntem Befall der ekzematisierten Haut mit Herpes simplex-Viren kann es zum *Ekzema herpeticatum* kommen, einer mit hohem Fieber einhergehenden schwerwiegenden Komplikation der

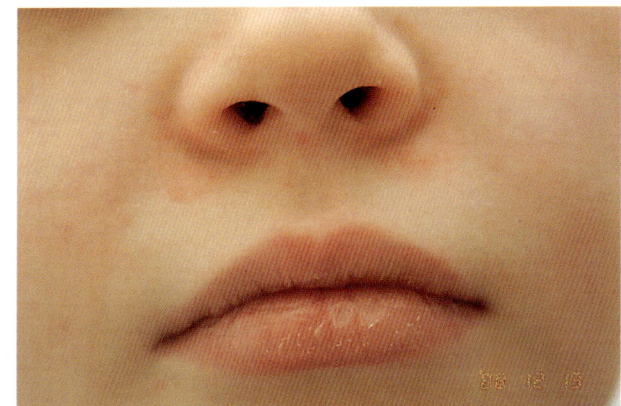

Abb. 15
Trockene Lippen-
schuppung und
Ekzem um die Nase
herum bei Atopie

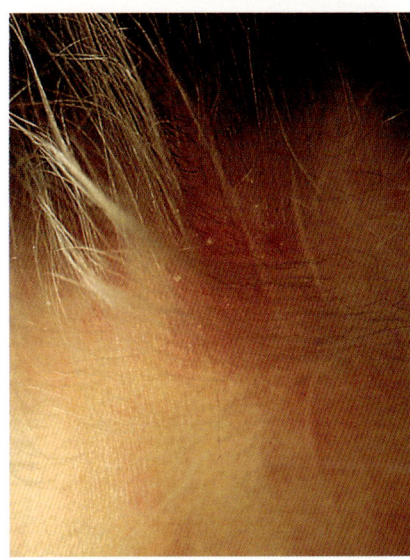

Abb. 16
Nackenekzem
bei Atopie

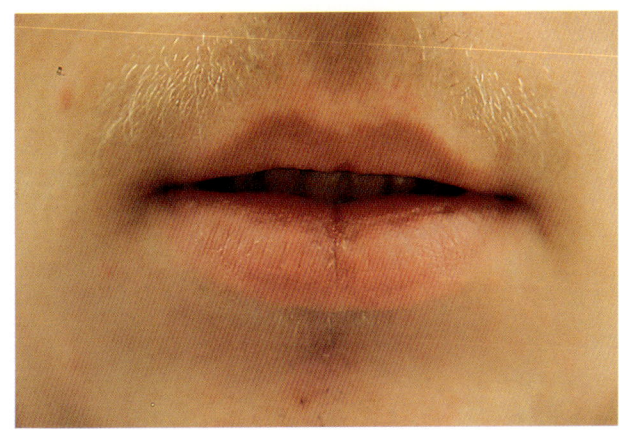

Abb. 17
Senkrechter Einriß
der Unterlippe bei
Atopie

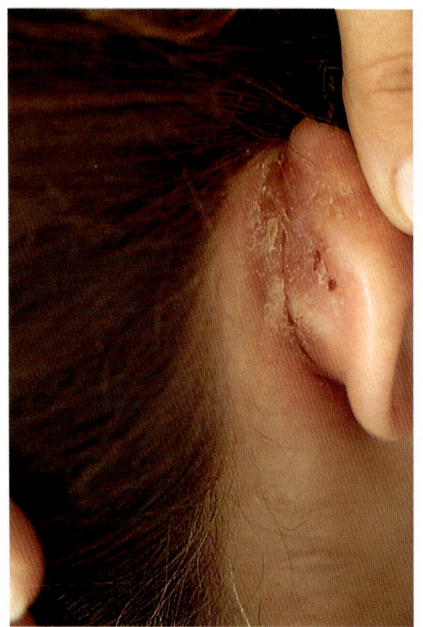

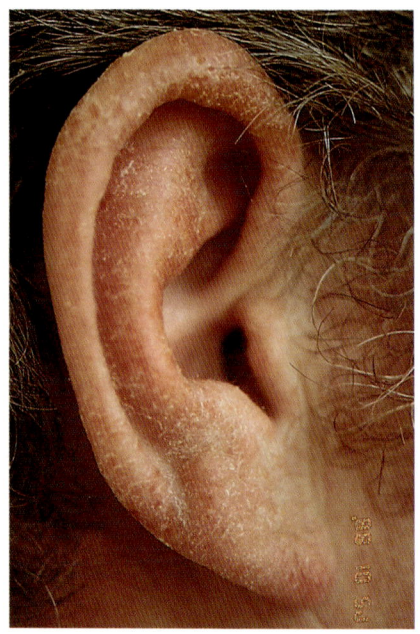

Abb. 18
Atopisches Ekzem
hinter dem Ohr

Abb. 19
Atopisches Ohrekzem

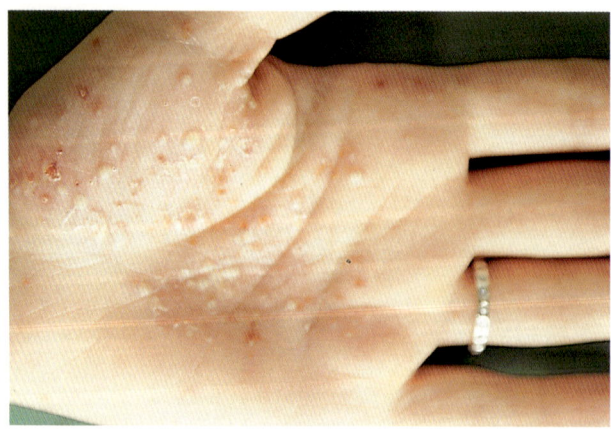

Abb. 20
Sog. dyshidrosiformes
Handekzem bei
Atopie

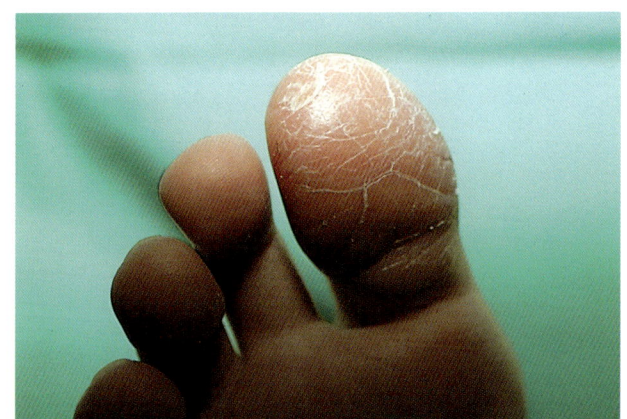

Abb. 21
Neurodermitische
»Winterfüße«, Groß-
zehenbefall

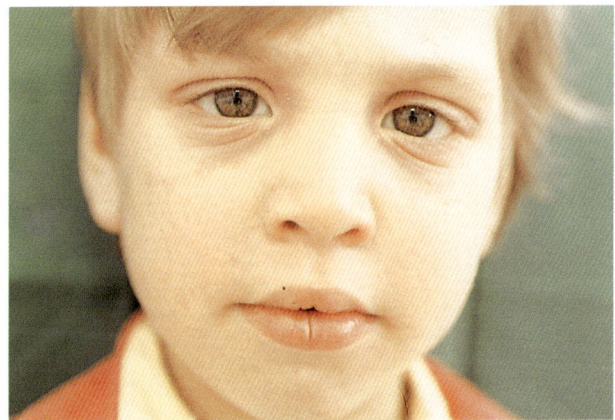

Abb. 22
Gedoppelte Lidfalte
und senkrechter Ein-
riß der Unterlippe bei
Neurodermitis

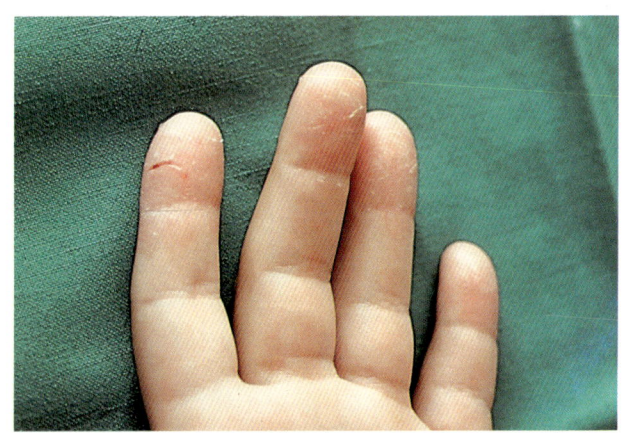

Abb. 23
Trockene Finger-
schuppung
bei Atopie

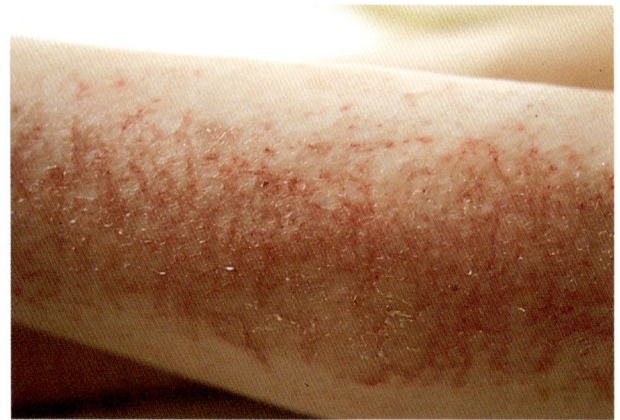

Abb. 28
Austrocknungsekzem

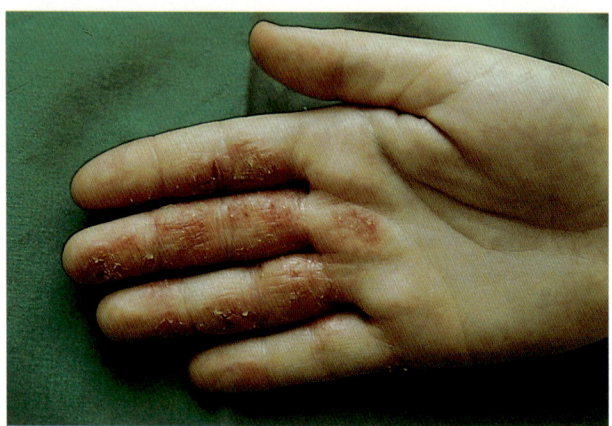

Abb. 30
Hausfrauenekzem

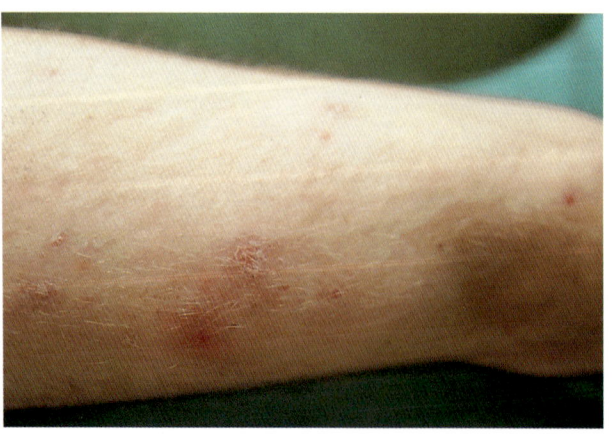

Abb. 32
Folliculitis bei Atopie

Neurodermitis, deren Heilungsverlauf sich manchmal über Wochen erstreckt (Abb. 34, s. Farbtafel IX). Auch eine Hirnentzündung und eine Allgemeininfektion (Herpes-Sepsis) des Neugeborenen kann durch Herpes Viren ausgelöst werden.

Bei den Neugeborenen sind Frühgeborene 4× häufiger betroffen als zeitgerecht geborene Babys. Hat die schwangere Frau eine Herpesinfektion im Genitalbereich, so wird der Frauenarzt einen Kaiserschnitt durchführen, damit das Kind sich nicht infiziert. Säuglingsschwestern mit einer Herpeserkrankung dürfen nicht auf Neugeborenenstationen arbeiten.

— *Vorbeugung*

Der Patient kann den lästigen, immer wiederkehrenden Herpeserkrankungen durch folgende Maßnahme vorbeugen:

- Neurodermitiker sollten den Kontakt mit Herpeskranken meiden, da sie besonders gefährdet sind.
- Körperliche Abhärtung zur Vorbeugung vor Infektionen
- Wenn möglich, bekannte Auslösefaktoren vermeiden: Intensive Sonnenbestrahlung (Lichtschutz, bedeckende Kleidung), körperliche Überanstrengung.

Eine regelmäßige Anwendung von Herpes-Salben zur Vorbeugung auch in erscheinungsfreien Zeiten ist nicht sinnvoll, da bei häufiger Anwendung allergische Reaktionen auftreten können.

— *Behandlung*

Kein heute erhältliches Medikament verhindert das Wiederauftreten des Bläschenausschlages mit Gewißheit.

Aciclovir ist ein neues, gut wirksames Medikament gegen den Herpes simplex. Es wird bei unkompliziertem Verlauf als Salbe angewandt. Für schwere Fälle steht es in Tablettenform oder als Infusionslösung zur Verfügung.

Präparate, die die Abwehrkraft des Körpers verbessern (z. B. Inosin, Gammaglobulin), können in schweren Fällen, z. B. beim Ekzema herpeticatum oder bei Herpessepsis, angezeigt sein.

Es gibt noch eine Reihe weiterer wirksamer Medikamente, auf die ich hier nicht näher eingehen kann.

Anmerkung:
Früher war das sog. *Ekzema vaccinatum* eine gefürchtete Komplikation der Neurodermitis. Es handelte sich dabei um eine Vermehrung von Pockenviren auf der ekzematisierten Haut, entweder bei versehentlich Geimpften oder durch Übertragung von Geimpften auf den Neurodermitiker. Diese Komplikation verlief in ca. 30% tödlich. Heute ist die Pockenimpfpflicht in der Bundesrepublik abgeschafft.

≡ Komplikationen durch Pilze

Es gibt Hinweise, daß Neurodermitiker leichter an Pilzinfektionen (sog. Mykosen) erkranken als Nichtatopiker.

Für die Entwicklung einer Pilzerkrankung spielen verschiedene Faktoren eine Rolle: Angriffslust der Pilze, Abwehrlage des Körpers und Zustand des Terrains, auf dem die Pilze wachsen. Ein feuchtwarmes, »subtropisches« Milieu, vor allem in Faltenbereichen der Haut, wie Achselhöhlen, Leisten, unter den Brüsten, zwischen den Zehen bietet den Hautpilzen gute Lebensbedingungen. Ungünstig wirken sich wenig poröse Kunstfaserkleidung, luftdichte Stiefel (Gummistiefel), vermehrte Schwitzneigung aus.

Pilzerkrankungen gleichen in ihrem Aussehen oft Ekzemen oder anderen Hautkrankheiten. Aus diesem Grund wird der Arzt durch mikroskopische Untersuchungen, Pilzkulturen im Brutschrank, bei einigen Mykosen auch einmal mit ultraviolettem Licht (sog. Wood-Lampe) die Verdachtsdiagnose sichern.

Aus der Vielzahl verschiedenster Pilzerkrankungen der Haut und Schleimhaut möchte ich die für den Atopiker wichtigen Hefepilzerkrankungen besprechen.

═══ Hefepilzerkrankungen

Atopiker neigen besonders zu Erkrankungen durch Hefepilze der Gattung Candida (sog. Candidosen).

Hefepilze kommen bei vielen Menschen im Darm als harmlose »Mitbewohner« vor, ohne Krankheitszeichen hervorzurufen. Erkrankungen von Haut, Schleimhäuten oder in besonders schweren Fällen sogar von inneren Organen (z.B. Nieren, Lunge) entstehen nur, wenn die Abwehrkraft des Körpers mehr oder weniger stark beeinträchtigt ist. Dies kann außer beim atopischen Ekzem auch im Säuglingsalter, bei Unterernährung, im Alter, bei einer Zuckerkrankheit, bei Blutkrebs (Leukämie), bei Geschwulstleiden oder auch bei AIDS (erworbene Immunschwäche) der Fall sein. Auch bakterienabtötende Medikamente (z.B. Antibiotika), Cortison oder zellteilungshemmende Präparate können durch Beeinträchtigung der Immunabwehr, durch Störung der ökologischen Verhältnisse oder durch direkte Wachstumsförderung eine Candidose auslösen. Der Arzt wird deshalb, wenn er eine Candidose erkennt, nach einer Erklärung für die Hefepilzvermehrung suchen und andere Grundkrankheiten, z.B. eine Neurodermitis, ausschließen.

An der Haut weisen Candidosen ein charakteristisches Aussehen auf. Es zeigen sich rote, nässende Flächen, die am Rand eine nach innen gerichtete Schuppenkrause erkennen lassen. Um diese Fläche herum liegen satellitenartig Pusteln und eröffnete Bläschen mit schuppendem Saum.

Besonders häufig sind die Faltenbereiche betroffen, da sich die Pilze im feucht-warmen Milieu sehr schnell vermehren. Viele Menschen (ca. 40–50%) beherbergen in ihrer Mundhöhle Hefepilze, vor allem ältere Menschen und Zahnprothesenträger. Nicht bei allen Betroffenen zeigen sich an der Mundschleimhaut die charakteristischen weißlichen, rasenartigen Beläge, die leicht abzuwischen sind. Die Mundwinkel sind dabei oft eingerissen und mit weißlichen oder gelbbräunlichen Krusten bedeckt (hefepilzbedingte »Freß- oder Faulecken«). Über den Darm kann auch der Afterbereich und über den Damm die Scheide und das männliche Genitale befallen werden.

Scheidenentzündungen durch Hefepilze entstehen besonders häufig während der Einnahme der Pille, da diese das Terrain für die Candida-Pilze günstig gestalten. Die Frau verspürt dann Juckreiz und bemerkt einen weißlichen Ausfluß. Bei einer Hefepilzerkrankung im Genitalbereich müssen beide Partner gleichzeitig behandelt werden, sonst kommt es zur »Ping-Pong«-Infektion. Dabei überträgt der unbehandelte Pilzträger die Keime wieder auf den gerade behandelten, pilzfreien Partner.

Hat sich ein Neugeborenes bei der Geburt mit Hefepilzen der Mutter infiziert, so kann es Wochen später an einer candidabedingten Windeldermatitis erkranken. Hierzu neigen besonders Säuglinge mit ererbter Ekzemneigung.

── *Hefepilzbedingte Windeldermatitis*

Die hefepilzbedingte Windeldermatitis (Abb. 4, s. Farbtafel I) ist nach Aussage eines Wissenschaftlers geradezu ein »Wegweiser« zur Atopie. Diagnostiziert sie der Arzt bei einem Säugling, dann fahndet er immer auch nach Hinweisen für eine Ekzemneigung.

An der Auslösung sind verschiedene Faktoren beteiligt:
– chemische Reizung durch den alkalischen Urin (Ammoniak)
– Aufweichung und Quellung der Oberhaut durch feuchte Wärme, vor allem unter Plastikwindeln. Dabei erweist sich die Haut des atopischen Säuglings mit »Milchschorf« als besonders empfindlich.
– Verbesserung der Wachstumsbedingungen für krankmachende Erreger, besonders für Hefepilze
– Austrocknung der Gesäßhaut

Durch Wärme- und Feuchtigkeitsstau entwickelt sich unter Plastikwindeln eine subtropische Brutkammeratmosphäre. Besonders Hefepilze und Bakterien finden hier ideale Wachstumsbedingungen vor.

— *Vorbeugung*

Ein mir bekannter Kinderarzt empfiehlt den Müttern, die »Bündchen« einzuschneiden. Damit keine Mißverständnisse auftreten, möchte ich betonen, daß die meisten Kinder Plastikwindeln gut vertragen. Aus dermatologischer Sicht jedoch sind Stoffwindeln, evtl. mit Plastikhöschen etwas günstiger. Das eigentliche Problem der Windeldermatitis ist allerdings wohl weniger ein Problem der Windelart als vielmehr des Windelwechsels. Werden die Windeln möglichst bald nach dem Einnässen gewechselt, können Urin und Stuhl die empfindliche Gesäßhaut des Säuglings gar nicht erst schädigen.

— *Behandlung*

Es gibt heute eine Vielzahl hefepilzwirksamer Präparate für die äußerliche und innerliche Anwendung. Der Arzt wird das geeignete nach dem aktuellen Befund auswählen. Wichtig ist der Hinweis, daß die Therapie ausreichend lange und über den scheinbaren Abheilungszeitpunkt hinaus durchgeführt wird, damit kein Rückfall eintritt.

Weitere Komplikationen

Bei großflächiger manchmal den ganzen Körper überziehender Ekzematisierung entwickelt sich nicht selten eine allgemeine *Lymphknotenschwellung*.

Am Auge entsteht neben der allergischen (s. S. 72) Bindehautentzündung gelegentlich eine *Linsentrübung* (Katarakt).

Eine Beteiligung der Kopfhaut, die sich in mehr oder weniger starker Kopfschuppung und Juckreiz äußern kann, führt manchmal zum *Haarausfall*. Möglicherweise kommt es im Rahmen der entzündlichen Vorgänge beim atopischen Ekzem zur Haarwurzelschädigung oder die Haare werden bei dem heftigen Juckreiz teilweise ausgekratzt.

Allergische Begleiterkrankungen

Nicht selten leiden Patienten mit Neurodermitis gleichzeitig unter *Heuschnupfen* (11%) oder *allergischem Asthma* (17%). Auch das *Nickelekzem* (sog. »Nickelkrätze«) soll bei Ekzematikern häufiger auftreten als bei Nichtatopikern. Da diese Krankheitsbilder im täglichen Leben der Ekzemkranken eine große Bedeutung haben, möchte ich sie nach einer Einführung in die wichtigsten allergischen Reaktionstypen ausführlich besprechen.

Was versteht man unter »Allergie«?

Der Begriff »Allergie« bedeutet lediglich »veränderte Reaktionsfähigkeit des Organismus«. Damit kann sowohl eine verstärkte als auch eine abgeschwächte Abwehrreaktion (Immunreaktion) gemeint sein. Im medizinischen Sprachgebrauch versteht man allerdings heute unter »Allergie« eine überschießende, krankmachende Immunreaktion des Körpers.

Grundsätzlich kann der Körper über sein Abwehrsystem (Immunsystem) auf schädliche Einwirkungen von außen, etwa auf das Eindringen von Krankheitserregern (Bakterien, Viren, Pilzen, Einzellern) oder auf chemische Substanzen, unterschiedlich reagieren. Er kann bei *normaler Reaktionslage* in einer sinnvoll gesteuerten Immunantwort durch bestimmte Abwehrzellen (Immunzellen) oder Gegenstoffe (Antikörper) »Angreifer« unschädlich machen. Er kann aber auch zu schwach oder gar nicht auf die Eindringlinge reagieren, beispielsweise wenn das Immunsystem durch Vorerkrankungen, z. B. Masern, eine bösartige, kräftezehrende Geschwulst oder AIDS (erworbene Immunschwäche), geschwächt ist oder durch eine notwendige Behandlung mit zellteilungshemmenden Medikamenten. Schließlich kann der Organismus unangemessen stark, d. h. *überschießend* reagieren, z. B. auf das Einatmen von Gräserpollen mit einem schweren Asthmaanfall. Diese zu heftige, krankmachende Reaktion des Körpers bezeichnen wir als allergische Reaktion.

Bei den allergischen Reaktionen handelt es sich um komplizierte Vorgänge, die in verschiedenen Variationen ablaufen. Die Allergologen unterscheiden vier verschiedene Reaktionsabläufe an der Haut (Typ I–IV nach Gell und Coombs). Diese Einteilung ist jedoch nicht mehr ganz aktuell.

Häufige und charakteristische Beispiele für eine Reaktion vom Typ I sind der Heuschnupfen (s. S. 72) und das allergische Asthma (s. S. 72). Bei diesen Schleimhauterkrankungen sind zu viele Gegenstoffe (Antikörper) gebildet worden. Allergische Reaktionen vom Typ I (sog. Soforttyp) können innerhalb von Minuten lebensbedrohliche Zustände auslösen, beispielsweise einen Asthmaanfall oder einen allergischen Schock. Der klassische Vertreter einer Typ-IV-Reaktion (Spätreaktion) ist das allergische Kontaktekzem der Haut, wie es beispielsweise bei der »Nickelkrätze« als allergische Reaktion gegenüber Nickelsulfat auftritt (s. Farbtafel X, Abb. 40). Diese Reaktion wird durch eine vermehrte Zahl und Aktivität von sensibilisierten Abwehrzellen (Immunzellen, sog. T-Lymphozyten) verursacht und nicht, wie beim Typ I, durch zuviele Antikörper. Diese Immunzellen patrouillieren durch die Haut wie die »Bobbies« in der Innenstadt von London und machen jeden Eindringling, von dem sie einen »Steckbrief« bei sich tragen, unschädlich. Aber nicht so zurückhaltend und dezent wie die Londoner Polizisten, sondern mit großem Getöse und riesiger Mannschaft. Diese unangemessen heftige »Polizeiaktion« auch gegenüber nur wenigen Störenfrieden führt zu einem unerwünschten Ergebnis: Der Organismus erkrankt durch seine eigenen, überschießenden Abwehrmechanismen, es entsteht ein Ekzem!

Allerdings vergehen im Gegensatz zur Typ-I-Reaktion oft Stunden oder Tage, bis der Patient das Ekzem bemerkt. Zu diesem Zeitpunkt weiß er meistens nicht mehr, welche ekzemverursachende Substanz er berührt hat. Denn beim Kontakt mit dem schädlichen Stoff warnt ihn kein Schmerzsignal wie bei einer Verletzung. Das Herausfinden der auslösenden Ursache des Ekzems ist also – um im Bild zu bleiben – einer kriminalistischen Fahndung vergleichbar, wobei sich der »Verbrecher« unter vielen Tausenden von Kontaktsubstanzen verbergen kann.

Auf weitere allergische Reaktionsformen möchte ich hier aus Gründen der Übersichtlichkeit nicht eingehen.

☰ Heuschnupfen (Pollinosis) und allergisches Asthma

Der Heuschnupfen (Abb. 37, 38) ist das klassische Beispiel für eine allergische Schleimhautreaktion vom Soforttyp (Typ I). Nasen- und Rachenschleimhaut, Augenbindehaut und oft auch die Bronchialschleimhaut (allergisches Asthma) sind betroffen. Bereits wenige Minuten nach dem Pollenkontakt setzen die Beschwerden ein.

Der Pollenkranke leidet während der für ihn entscheidenden Pollenflugzeit unter Niesreiz, Fließschnupfen, behinderter Nasenatmung, Augenjucken, Rötung der Augenbindehaut, in späteren Stadien auch unter Husten im Rahmen einer allergischen Bronchitis.

In schweren Fällen kann sich ein allergisches Asthma entwickeln. Die Bronchialwand verkrampft sich und bildet einen zähen, glasigen Schleim, der nur schwer abzuhusten ist. Der Patient bekommt kaum Luft.

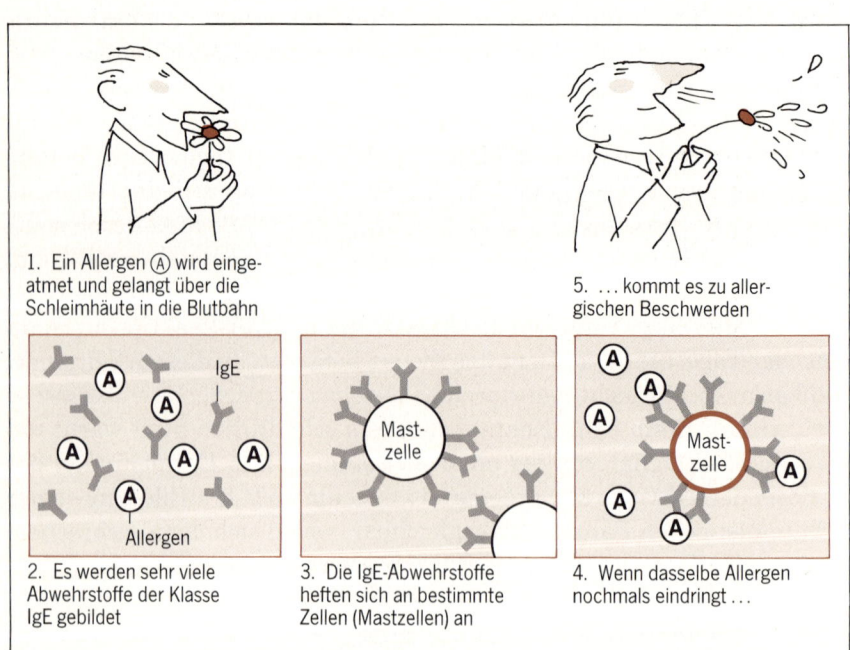

1. Ein Allergen Ⓐ wird eingeatmet und gelangt über die Schleimhäute in die Blutbahn

5. ... kommt es zu allergischen Beschwerden

2. Es werden sehr viele Abwehrstoffe der Klasse IgE gebildet

3. Die IgE-Abwehrstoffe heften sich an bestimmte Zellen (Mastzellen) an

4. Wenn dasselbe Allergen nochmals eindringt ...

Abb. 37   Wie entsteht ein allergisch bedingter Schnupfen? (Fa. Bencard)

Pollenallergische Kinder sind während der Pollenflugzeit unausgeschlafen und lassen häufig in ihren Schulleistungen nach.

Nicht wenige Patienten leiden gleichzeitig unter juckenden Hauterscheinungen einer Neurodermitis, die ihnen zusätzlich die Nachtruhe rauben.

Da die Pollen bei schönem, sonnigen Wetter mit dem Wind fortgetragen werden, sind die Beschwerden draußen und gerade dann, wenn es die Menschen hinaus »in die Natur zieht«, besonders ausgeprägt. Bei verschlossenen Fenstern und Türen geht es ihnen im Haus besser. Der Pollenkranke »igelt« sich deshab während der schönsten Jahreszeit zu Hause ein. Er geht nur aus dem Haus, wenn es unbedingt sein muß. An Regentagen atmet er im wahrsten Sinne des Wortes auf.

Heuschnupfen rufen vor allem windbestäubte Pflanzen mit leichten Pollen hervor. Pflanzen mit schweren Pollenkörnern, die sich selbst bestäuben, lösen nur unter bestimmten Voraussetzungen eine allergische Schleimhautreaktion aus, z. B. wenn jemand direkt neben einem Weizenfeld wohnt oder ein Kind beim Spielen durch das Feld krabbelt.

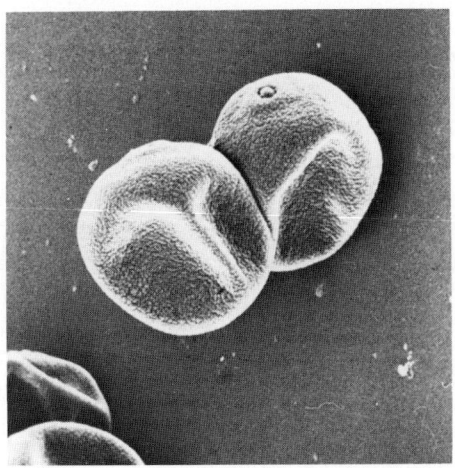

Abb. 38   Pollenkörner unter dem Elektronenmikroskop
(Fa. Bencard, Ab.. 37, 38 u. 39 aus »Gesunde und kranke Haut«, Trias)

Die leichten Pollenkörner werden durch den Wind sehr weit fortgetragen, manchmal über 100 km. Selbst auf entlegenen Inseln wie Helgoland lassen sich in geringer Menge Pollen nachweisen, die vom Festland stammen.

In unseren Breiten werden Heuschnupfen und Pollenasthma vor allem durch die Pollen von Gräsern, Roggen, Bäumen und Kräutern verursacht. In anderen Ländern sind es andere Pollen, je nachdem, welche Pflanzen dort wachsen.

≡ Nicht pollenbedingte allergische Schleimhautreaktionen

Grundsätzlich können so ziemlich alle Stoffe, die in der Luft »herumschwirren«, allergische Schleimhautreaktionen hervorrufen.

Wenn ein allergischer Schnupfen oder ein allergisches Asthma außerhalb der Pollenflugzeit oder das ganze Jahr über Beschwerden bereiten, können Pollen nicht ausschlaggebend sein. Dann liegt nicht selten eine Hausstaub-, Hausstaubmilben-, Schimmelpilz-, Tierhaar-(Hund, Katze, Schafwolle) oder Bettfedernallergie vor. Herr Dr. JORDE (Mönchengladbach) hat sich um die Erforschung der Schimmelpilzallergien besonders verdient gemacht.

Der Allergie gegenüber den Stoffwechselprodukten der *Hausstaubmilben* (Abb. 39) kommt eine ganz besondere Bedeutung zu. Es handelt sich bei den Hausstaubmilben um kleine Insekten, die mit bloßem Auge nicht zu erkennen sind. Sie ernähren sich von den Schuppen der menschlichen Haut und sind vor allem im Schlafzimmer, und dort in den obersten 2 cm der Matratze und unter dem Bett anzutreffen. Erst vor einigen Jahren wurden die Stoffwechselprodukte der Hausstaubmilbe als das wichtigste Allergen des Hausstaubes von holländischen Wissenschaftlern entdeckt. Die Erforschung ihrer Lebensbedingungen hat zur Empfehlung besonderer Verhaltensregeln für Allergiker geführt, die wir als »Hausstaubsanierung« (s. S. 78) bezeichnen. Die konsequente Durchführung dieser Maßnahmen ist besonders für den Asthmakranken mit einer Hausstaubmilbenallergie von Bedeutung.

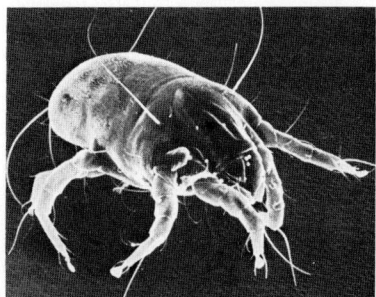

Abb. 39   Hausstaubmilbe unter dem Elektronenmikroskop (Fa. Bencard)

Jahreszeitlich ähnlich auftretende Beschwerden wie bei den Pollen können auch durch *Schimmelpilze* hervorgerufen werden. Während jedoch der Höhepunkt der Pollenbeschwerden im Frühjahr und Sommer liegt, bei manchen blühenden Pflanzen wie Haselnuß, Erle, Esche, Weide sogar schon im Februar, liegt der Gipfel der Schimmelpilzbeschwerden im Spätherbst.

Diagnose

Wenn der Arzt den Verdacht auf allergische Schleimhautbeschwerden hat, wird er Allergieteste durchführen oder veranlassen. Dabei werden die verdächtigen Allergene in die Haut geritzt oder gestochen (sog. *Prick-* und *Intracutantest*). Reagiert der Patient allergisch, so zeigen sich an der Teststelle Rötung und Quaddelbildung wie bei einem Insektenstich. Die Quaddel ist manchmal größer als ein 5-Markstück und kann in schweren Fällen zungenförmige Ausläufer aufweisen. Der Patient empfindet dabei für einige Minuten Juckreiz.

Was ist bei diesem Test geschehen? An der Stelle, wo das krankmachende Allergen in die Haut gestochen wird, nehmen wir an, es wären Roggenpollen, führt es über eine Brückenbildung (sog. »bridging«) von 2 Antikörpermolekülen (spezifisch gegen Roggenpollen gerichtete IgE-Antikörpermoleküle), die auf der Oberfläche von Mastzellen (Abb. 37) liegen, zur Ausschüttung von Histamin und damit zu Rötung, Juckreiz und Schwellung.

Kann im Hauttest keine Klarheit über das auslösende Allergen gewonnen werden oder kann man ihn nicht durchführen, so macht man den sog. *RAST-Test*. Dabei werden im Blut des Patienten spezifische IgE-Antikörper gegenüber den verdächtigen Allergenen nachgewiesen.

Streng genommen beweisen positiver Haut- und *RAST-Test* jedoch nicht, daß der Patient durch das dabei nachgewiesene Allergen auch wirklich seinen Heuschnupfen bekommt. In Zweifelsfällen sind deshalb »*Provokationsteste*« nötig. Der Arzt bringt dabei unter entsprechenden Vorsichtsmaßnahmen, bei denen er Vorkehrungen für die sofortige Behandlung einer eventuellen allergischen Reaktion trifft, das verdächtige Allergen auf die Nasenschleimhaut, die Augenbindehaut oder die Bronchien und wartet ab, ob Schnupfen, Niesreiz, Augenjucken oder ein Brochialkrampf auftreten. Der Provokationstest an der Bronchialschleimhaut wird fast ausnahmslos in der Klinik durchgeführt, da er nicht ungefährlich ist (Gefahr des Asthmaanfalls).

Der erfahrene Arzt wird sich bei der Diagnose nicht allein auf die Testergebnisse verlassen. Er wird versuchen, Beschwerden, Krankheitsvorgeschichte mit Familienanamnese, Hauttest und – falls notwendig – die Blutuntersuchungen und Provokationsteste in Übereinstimmung zu bringen.

Vorbeugung und Behandlung

Allergische Beschwerden können sich gelegentlich von allein zurückbilden. So klingt der Heuschnupfen in der Pubertät bei etwa 30% der Betroffenen ohne Behandlung ab.

Aber auch das Umgekehrte kann eintreten. So untersuchte ich einmal einen Herrn, der mit 73 Jahren zum ersten Mal einen Heuschnupfen bemerkte.

Da man den individuellen Verlauf im Einzelfall nicht vorhersagen kann, sollte die Behandlung rechtzeitig begonnen werden. Sonst tritt im Laufe der Jahre möglicherweise ein »Etagenwechsel« ein. Dabei steigen die Beschwerden von den oberen Schleimhautregionen (Augen, Nase, Rachen) auf tiefer gelegene Atemwege (Bronchien) ab, und ein allergisches Asthma ist die Folge.

— *Ursachen ausschalten, Allergenkontakt meiden! (»Allergenkarenz«)*

Nachdem das auslösende Allergen durch die Allergieteste festgestellt worden ist, stellt die *Allergenkarenz das oberste Gebot für jeden
Allergiker* dar. Darunter versteht man alle vorbeugenden Maßnahmen,
die der Patient selbst oder seine Angehörigen durchführen können, um
die Kontaktmöglichkeiten mit den allergieverursachenden Stoffen ein-
zuschränken oder – wann immer möglich – ganz zu unterbinden. So wird
man das Federbettzeug durch ein Kunstfaserbett austauschen, wenn
eine Federallergie nachgewiesen worden ist. Die Roßhaarmatratze wird
durch eine Schaumstoffmatratze ersetzt.

Schwieriger ist es schon, wenn ein Kind auf Tierhaare allergisch
reagiert. Ich kann nachempfinden, wie schwer es manchem Patienten
fällt, sich von einem liebgewordenen Haustier zu trennen. Aber auch in
diesen Fällen wird schließlich die Vernunft siegen. Es geht um die
Alternative: Tier oder asthmakrankes Kind.

Sind für die Beschwerden Pollen oder Hausstaub ausschlaggebend, so ist ein vollständiges Meiden der Allergene nicht möglich. Ein
kurzer Haarschnitt und abendliches Haarewaschen können jedoch die
morgendlichen Beschwerden mancher Pollenkranker lindern.

In vielen Fällen einer Hausstauballergie kann die sog. Hausstaubsanierung eine Besserung der Beschwerden bringen. Stichwortar-
tig möchte ich die wichtigsten Punkte anführen (Tab. 6, S. 78).

Oft reichen die besprochenen Karenzmaßnahmen allein jedoch
nicht aus, um eine völlige Beschwerdefreiheit zu erreichen. Dann muß
der Arzt zusätzlich mit Medikamenten behandeln. Aus den vielen antiallergischen Präparaten wird er diejenigen auswählen, die bei bestmög-
licher Wirkung die geringsten Nebenwirkungen haben.

Wichtig:
Keinesfalls darf die antiallergische Behandlung zu gedankenlo-
sem weiterem Allergenkontakt verleiten. Basis jeder antiallergischen Therapie ist die *Allergenkarenz* (s. S. 82)!

Tab. 6   Hausstaubsanierung

- Wohnräume, vor allem das Schlafzimmer, möglichst staubfrei halten. Feucht staubwischen, um den Staub nicht aufzuwirbeln. Staubwischen und Staubsaugen möglichst häufig und gründlich, jedoch in Abwesenheit des Patienten.

- Staubfänger wie Gardinen, Teppiche, Teppichboden, Polstermöbel, Bücher sollten aus dem Schlafzimmer entfernt werden. Keine Stoff- oder Felltiere im Kinderschlafzimmer, keine Haustiere ins Schlafzimmer lassen.

- Kein Federbettzeug, sondern Bettzeug aus Kunstfasern benutzen. Jede Woche die Bettwäsche waschen. Bettzeug öfters reinigen lassen.

- Da sich die Hausstaubmilben in den obersten 2 cm der Matratze aufhalten und sich dort von den menschlichen Hautschuppen ernähren, sollten die Matratzen wöchentlich abgesaugt werden. Günstig sind Schaumstoffmatratzen, die mit einer Plastikfolie umhüllt sind, darüber 2 Kunstfaserdecken, obendrauf das Bettlaken. Die Folie sollte beim Bettenmachen feucht abgewischt werden. Decken alle 2 Wochen waschen.

- Die Luftfeuchtigkeit sollte im Schlafzimmer möglichst niedrig gehalten werden (höchstens 50%), da sich die Hausstaubmilben bei hoher Luftfeuchtigkeit schnell vermehren. Keine Luftbefeuchter, keine Pflanzen im Schlafzimmer, häufig lüften.

- Bitte überprüfen Sie: Wo schläft das Kind wirklich – im sanierten Kinderschlafzimmer oder bei der Mutter oder Großmutter?

- Seit kurzem ist ein Test erhältlich, mit dem man die allergieverursachenden Stoffwechselprodukte der Hausstaubmilben quantitativ nachweisen kann. Von demselben Hersteller wird ein milbenvernichtendes Präparat geliefert, das toxikologisch verträglich zu sein scheint.

Behandlung der Symptome

Die Behandlung der Symptome erfolgt mit verschiedenen Präparaten. Einige möchte ich hier anführen. (Lassen Sie sich bitte nicht durch die unaussprechlichen Namen irritieren! Sie werden die Namen auf den Beipackzetteln wiederfinden).

Dinatriumchromoglycicum: Diese Substanz ist gut verträglich, deshalb besonders für Kinder geeignet. Es muß bei Beschwerden regelmäßig mehrmals täglich angewandt werden. Es ist als Nasenspray, Augentropfen und als Pulver zum Inhalieren im Handel. Seit einiger Zeit existiert auch eine Tablettenform für die Behandlung der Nahrungsmittelallergie.

Antihistaminika als Saft, Tropfen, Tabletten oder Spritzen blockieren die Ausschüttung des Histamins aus den Mastzellen (s. o.). Sie können müde machen und die Fahrtüchtigkeit beeinträchtigen. Schulkinder sind nach Antihistamingaben oft leistungsgemindert. Allein oder in Verbindung mit anderen Medikamenten werden sie bei leichteren bis mittelschweren allergischen Erscheinungen angewandt.

Cortisonpräparate als Spray, Lösung, Tabletten oder Spritzen werden nur kurzzeitig und in schweren Fällen angewandt, da sie über längere Anwendungszeit zu Nebenwirkungen führen (s. S. 139). Mehr als 1 bis 2 Hormoninjektionen im Jahr wird der Arzt wegen eines Heuschnupfens nicht verabfolgen wollen. Anders ist die Beurteilung dieser Präparategruppe bei schweren Formen des Asthmas.

Die bisher aufgezählten Medikamente können für die Dauer ihrer Wirkung allergische Beschwerden lindern oder beseitigen. Sie wirken aber nur gegen die Symptome, nicht gegen die eigentliche Ursache. Läßt ihr Effekt nach, dann treten, wenn die auslösenden Allergene weiter auf die Schleimhäute gelangen, auch die Beschwerden wieder auf.

Auf eine Reihe weiterer, wichtiger Präparate, die vor allem bei der Asthmabehandlung eingesetzt werden wie **Ketotifen**, β-**Sympathomimetika** und **Theophyllin** kann ich hier nicht näher eingehen.

Ein anderer Weg bei der Behandlung allergischer Schleimhautbeschwerden ist die sog.

Spezifische Hyposensibilisierung

Das Prinzip der spezifischen Hyposensibilisierung beruht darauf, daß man den Patienten mit den krankmachenden Allergenen in niedriger, langsam steigender Dosis behandelt und ihn so dagegen unempfindlich macht. Man therapiert also nicht die Symptome, sondern führt die übersteigerte Immunantwort des Körpers auf ein normales Maß zurück. Man treibt sozusagen »den Teufel mit dem Beelzebub aus«.

Die Erfolgsquote dieser Behandlungsart liegt bei der Pollenallergie bei etwa 80%, bei Stauballergien ist sie geringer. Diese Therapie ist angezeigt, wenn Patienten die krankmachenden Allergene nicht meiden können, die Beschwerden erheblich sind, längere Zeit im Jahr bestehen oder bereits Asthmaanfälle auftreten. Sie sollte rechtzeitig begonnen werden.

Der Arzt wird bei der Pollenallergie vom Spätherbst bis zum Frühjahr, bei der Stauballergie ganzjährig über mindestens 3 Jahre hinweg behandeln. In dieser Zeit erhält der Patient anfangs alle 7–14 Tage eine Injektion, nach Erreichen der individuellen Höchstdosis alle 4 Wochen.

Es gibt auch von diesem Schema abweichende Behandlungswege, z. B. das cosaisonale Therapieschema, auf die ich hier nicht im einzelnen eingehen möchte.

Auch wird der Arzt bei länger bestehendem Asthma genau überlegen, ob die Behandlung sinnvoll ist, da dann die Allergie oft nur eine Teilursache der asthmatischen Beschwerden darstellt.

Manchmal tritt nach der Injektion der Behandlungslösung eine Armschwellung mit Rötung und Juckreiz an der Einstichstelle am Oberarm auf. Bei den heutigen, langsam ihre Allergene freisetzenden Behandlungslösungen sind schwere allergische Nebenwirkungen wie Quaddelbildung am ganzen Körper, Asthmaanfälle oder Kreislaufreaktionen (Schockzustände) selten. Sie können allerdings noch vorkommen. Deshalb werden die Vorsichtsmaßnahmen noch genauso gewissenhaft durchgeführt wie früher. So wird der Arzt die Injektionen selbst durchführen und den Patienten nach jeder Spritze noch 1/2 Stunde in der Praxis auf unerwünschte Reaktionen beobachten.

Vor Beginn der Behandlung wird er dem Patienten ein Merkblatt aushändigen, auf dem alles Wissenswerte über die spezifische Hyposensibilisierungsbehandlung vermerkt ist.

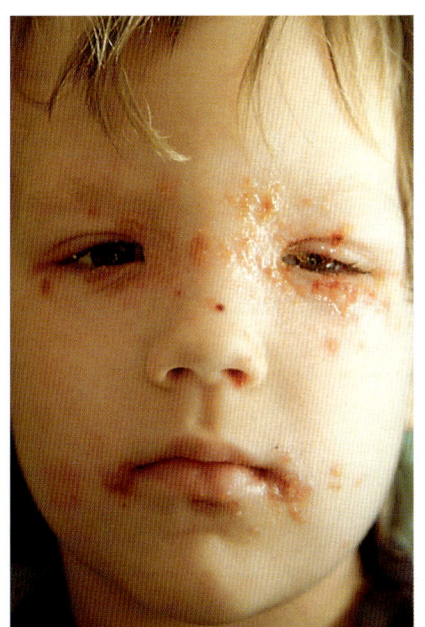

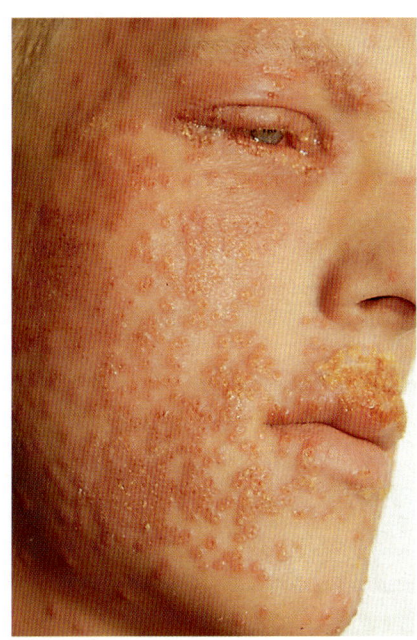

Abb. 33
Vereitertes Gesichtsekzem
bei Neurodermitis

Abb. 34
Ekzema herpeticatum

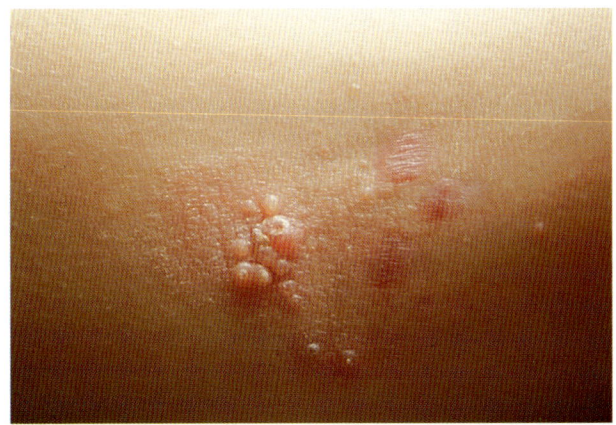

Abb. 35
Dellwarzen bei Neuro-
dermitis

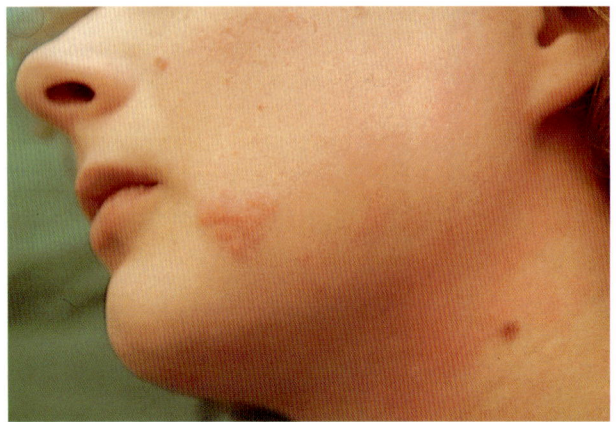

Abb. 36
Herpes simplex bei
Neurodermitis

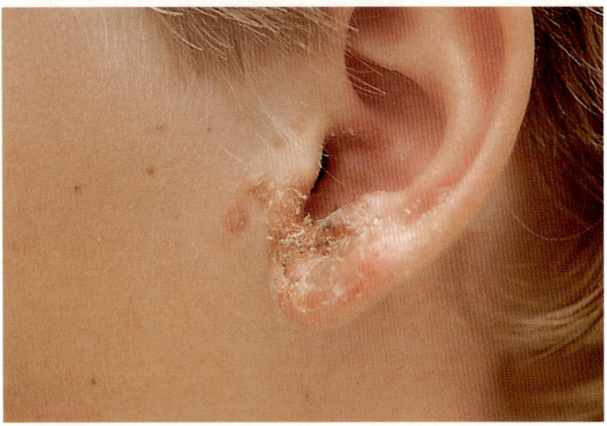

Abb. 40
Vereiterte »Nickel-
krätze« bei atopi-
schem Ekzem

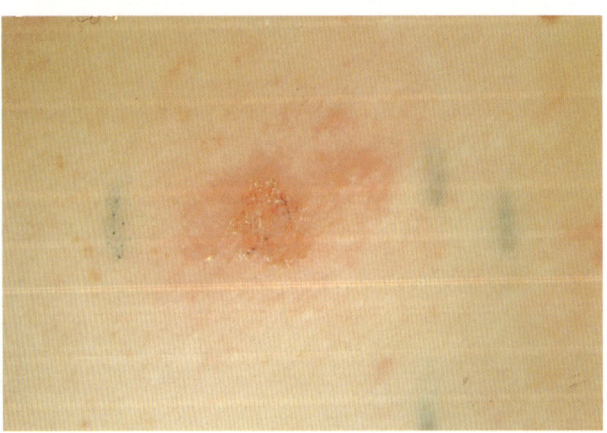

Abb. 41
Positiver Hauttest
(sog. Epikutantest) auf
Nickelsulfat

≡ Nickelekzem (»Nickelkrätze«)

Einige Wissenschaftler haben festgestellt, daß das Nickelekzem (Abb. 40, s. Farbtafel X) bei Neurodermitikern häufiger auftritt als bei Nichtatopikern, wobei andere Kontaktallergien seltener aufzutreten scheinen.

Da die »Nickelkrätze« gerade für junge Menschen, die vor der Berufswahl stehen, von großer Bedeutung ist und man sie bei ausreichender Kenntnis vorbeugender Maßnahmen fast immer vermeiden kann, möchte ich ihre Entwicklung und die Prophylaxe hier eingehend besprechen.

≡ Das Problem der Nickelallergie

Nach Untersuchungen von Dr. Häberle (Künzelsau) sind bei ca. 30% aller Frauen mit Ohrlochstich Nickelallergien nachweisbar. Jede 8. Frau und jeder 20. Mann leiden unter einer »Nickelkrätze«. Davon reagiert überraschenderweise jeder 4. auch nach Nickelaufnahme durch die Nahrung mit einem Kontaktekzem an der Haut. Pflanzliche Nahrungsmittel enthalten mehr Nickel als tierische Produkte.

Konservendosen, die mit einer Schicht aus Kunstharzen versehen sind, spielen nach seinen Untersuchungen bei der Auslösung keine wesentliche Rolle. Nickelallergie bedeutet auch, daß bestimmte Berufe, die mit Metallkontakt einhergehen, nicht mehr ausgeübt werden können. Da im täglichen Leben Metallkontakte aber unvermeidbar sind (Münzen, Scheren, Türklinken, Besteck, etc.), heilt das Nickelekzem kaum jemals endgültig ab.

≡ Wie kommt es zum Nickelekzem?

Nickelsulfationen, wie sie beispielsweise in Ohrringen vorkommen, gelangen in die Oberhaut des Ohrläppchens. Hier werden sie durch spezialisierte Freßzellen (sog. Langerhans-Zellen, s. S. 36) nach »Waffen durchsucht« und »auseinandergenommen«. Die »Waffen« werden dann einer weiteren Schutztruppe, den sog. T-Lymphozyten (s. S. 36), präsentiert, damit diese Abwehrmaßnahmen treffen können. Diese Reaktionen verlaufen zunächst unbemerkt, d. h. die Mädchen vertragen anfangs ihre Ohrringe. Nicht selten werden die T-Lymphozyten jedoch durch langdauernden, intensiven und häufigen Kontakt schließlich gegenüber dem Nickelsulfat »sensibilisiert«, d. h. sie reagieren überschießend. Es kommt dann bei jedem weiteren Kontakt zur allergischen Reaktion: Die Ohrläppchen röten sich, schwellen an, jucken, nässen und können vereitern (Abb. 40, s. Farbtafel X).

Der »Steckbrief« der allergieverursachenden Substanz, hier des Nickelsulfats, bleibt von diesem Zeitpunkt an lebenslang im »Computer« bestimmter Immunzellen (sog. »memory cells«) gespeichert. Auch nach Jahren kann bei erneutem Kontakt wieder eine allergische Reaktion auftreten.

▬ Vorbeugung

Die Betroffenen können auch nach der Allergisierung (= Sensibilisierung) viel dazu beitragen, daß das Nickelekzem nicht immer wieder auftritt. Sie müssen – soweit möglich – mit aller Konsequenz den Kontakt mit den allergieverursachenden Stoffen meiden. Wenn beispielsweise ein Mädchen mit einer Nickelallergie die Ohrringe oder den Modeschmuck nicht ablegt, wird es nie zu einer Abheilung kommen können. Im Gegenteil, die Hauterscheinungen werden sich im weiteren Verlauf noch verstärken.

Das wichtigste Prinzip in der Vorbeugung vor Ekzemen ist also das *Meiden des krankmachenden Allergens* (»Allergenkarenz«).

Ich betreue noch aus meiner Klinikzeit eine Frau, die auf Metalle allergisch reagiert und über die Auslösemomente genauestens informiert ist. Nach jedem gesellschaftlichen Ereignis, zu dem sie ihr »Geschmeide« anlegt, tritt ein Rückfall ihres Kontaktekzems am Hals und im Gesicht auf. Meine Aufklärungsversuche und Ermahnungen scheiterten an ihrer entwaffnenden Antwort: »*Herr Doktor, bei solchen Anlässen bin ich nur schön, wenn ich meinen Schmuck trage.*«. Nach langen

Jahren haben wir beide uns arrangiert. Ich errege mich nicht mehr über soviel Unvernunft, und die Patientin erträgt die Beschwerden ihres Ekzems jedesmal wieder mit großer Geduld.

Während es im privaten Bereich also oft ohne große Mühe möglich wäre, krankmachende Metallkontakte zu vermeiden, ist dies im beruflichen Umfeld viel schwieriger. Charakteristisch für die berufliche Bedingtheit ist die Besserung der Hauterscheinungen übers arbeitsfreie Wochenende und im Urlaub.

Schon der Verdacht auf eine berufliche Verursachung muß der Berufsgenossenschaft gemeldet werden. Führt die Nickelallergie zu wiederholter Arbeitsunfähigkeit und zur Berufsaufgabe, so liegt eine Berufskrankheit vor. Manchmal gelingt es durch einen Arbeitsplatzwechsel oder durch Umschulungsmaßnahmen, den Patienten von den schädlichen Einwirkungen fernzuhalten. Eine wichtige Rolle spielt in diesem Zusammenhang die Berufsberatung und die Jugendarbeitsschutzuntersuchung vor Beginn der Lehre. Wird dabei festgestellt, daß eine Ekzemneigung (Atopie) besteht, so rät der Arzt von bestimmten Berufen ab, die häufig Ekzeme verursachen (z. B. Friseur, Metallberufe, s. S. 103).

Zur Abklärung führt der Hautarzt sog. Läppchenteste durch (Abb. 41, s. Farbtafel X). Bei positivem Ausfall zeigen sich Rötung, Schwellung, Bläschenbildung und Nässen verbunden mit Juckreiz und Brennen.

Empfehlungen

Bei bekannter Neigung zu Allergien in der Familie (familiäre Neigung zu Ekzemkrankheiten, Heuschnupfen, allergischem Asthma):

— Kein Modeschmuck direkt auf der Haut, wenn irgendmöglich auf Ohrringe verzichten.
— Vermeidbare Metallkontakte verhindern, damit man durch die unvermeidbaren (Münzen, Besteck, etc.) nicht krank wird.

Will man auf keinen Fall auf Schmuck verzichten, so kann man ihn evtl. über der Kleidung tragen. Hochkarätiges Gelbgold wird manchmal toleriert.

== Hinweise für eine nickelarme Diät

Hülsenfrüchte, Kakaoprodukte und Haferprodukte meiden, da in ihnen viel Nickel enthalten ist. Zubereitung der Mahlzeiten nicht in Metalltöpfen, sondern in emailliertem Geschirr, Jenaer Glas, hitzebeständigen Plastiktöpfen.

Neurodermitis im täglichen Leben

≡ Sinnvolle Hautreinigung und Hautpflege des Atopikers

Wegen der Bedeutung einer angepaßten Hautreinigung und Hautpflege für den Verlauf der Ekzemkrankheit und somit auch für das Befinden der Betroffenen möchte ich an dieser Stelle schlagwortartig einige wichtige Faktoren in Erinnerung rufen.

Die *trockene Haut* fühlt sich rauh an, sie ist spröde, leicht rissig, kann schuppen, sie ist empfindlich, auch Temperatureinflüssen gegenüber. Bei zu starker Entfettung bildet sich ein Austrocknungsekzem (s. S. 57).

Die *trockene Haut* wird bei der Neurodermitis im Rahmen der atopischen Diathese (s. S. 29) vererbt. Sie ist manchmal das einzige Zeichen dieser Ekzemneigung und besteht auch dann noch weiter, wenn die übrigen Hauterscheinungen bereits abgeklungen sind.

Bei der *Berufswahl* muß der Jugendliche seinen trockenen, empfindlichen Hauttyp unbedingt berücksichtigen, will er nicht nach Monaten oder Jahren einen ungeeigneten Beruf aufgeben müssen.

Im *höheren Lebensalter* ist die Haut auch bei Nichtatopikern in der Regel trocken, da es durch ein Nachlassen der Talgproduktion physiologischerweise zu trockener Haut kommt (Sebostase). Gerade bei älteren Menschen kann deshalb bei nicht angepaßter, d.h. zu häufiger oder zu intensiver Hautreinigung ein Austrocknungsekzem entstehen (s. S. 57).

Schließlich können auch manche *Medikamente* die Talgbildung bremsen, z.B. weibliche Sexualhormone – Östrogene (s. Neurodermitis und Pille, S. 123), Antiandrogene, blutfettsenkende Präparate.

===   Hautreinigung bei Neurodermitis

—   *Reinigungsmittel für die Haut*

Allein durch Wasser kann der Hauttalg gelöst (emulgiert) und von der Hautoberfläche abgeschwemmt werden. Heißes Wasser, evtl. noch mechanisch durch einen Frotteewaschlappen unterstützt, entfernt mehr Hautfett und Schmutz als kühles Wasser. Abgekochtes Wasser ist besonders günstig, da die Elektrolyte (Salze) ausgefallen sind und die Haut nicht mehr reizen können. Bei verschmutzer Haut ist die Waschung mit Seife, besser mit einem Syndet (s. S. 86), nötig. Dabei wird der Talg durch die waschaktive Substanz gelöst, Schmutzpartikel und Bakterien von der Hautoberfläche abgehoben und durch das Wasser fortgespült. Häufigkeit und Dauer der Waschung, Wassertemperatur, Menge und Art des Waschmittels bestimmen die Intensität des Waschvorgangs.

Gewöhnliche Seifen
sind Salze von Fettsäuren. Sie können die Haut auf verschiedene Weise ungünstig beeinflussen. Einerseits schädigen sie mit ihrer alkalischen Lösung den Säuremantel, der an den verschiedenen Stellen der Hautoberfläche zwischen pH 4,8 und 6,0 schwankt. Dieser schützende Säuremantel ist beim Atopiker in seiner Funktion gestört (s. S. 39). Außerdem verursachen Seifen über eine Ausfällung bestimmter Moleküle (Calciumionen) in der Haut Juckreiz, so daß sie bei juckenden Hauterkrankungen, besonders bei Ekzemkrankheiten, nicht als Reinigungsmittel in Frage kommen. Ihre quellende Wirkung auf die Oberhaut ist ebenfalls unerwünscht. Auch treten gelegentlich allergische Reaktionen gegenüber Seifenhilfsstoffen wie Parfümölen oder Desinfektionsmitteln auf.

Synthetische Waschmittel
(Syndet = Synthetische Detergens) wirken intensiv reinigend, können aber die Haut entfetten. Deswegen werden sie für die trockene Haut der Ekzematiker mit rückfettenden Substanzen (z. B. Sojabohnenöl, Olivenöl, Kokosfettabkömmlingen) versetzt. Die früher hergestellten Präparate reizten gelegentlich die Haut. Echte allergische Reaktionen

Tab. 7   Hautreinigung des Atopikers »nach Maß«

Sie sollte ausgerichtet sein auf

– den individuellen trockenen Hauttyp

– das Lebensalter

– den Hautzustand (gesund?, krank?)

– die Jahreszeit (im Winter noch vorsichtiger als im Sommer)

– die Hautregion (Gesichtshaut? Faltenbereich?)

– den funktionsgestörten Säuremantel und Wasser-Lipid-Mantel (»Fettschutzmantel«)

– den Verschmutzungsgrad der Haut

Sie sollte

– die Hautoberfläche nicht verletzen (kein Scheuersand!) und

– nach Möglichkeit keine allergische oder toxische Hautschädigung verursachen

Die heute erhältlichen Hautreinigungspräparate erfüllen, sinnvoll angewandt, die meisten dieser Forderungen.

---

traten jedoch kaum auf. Der große Vorzug der Syndets liegt darin, daß sie in ihrem Säurewert (pH-Wert) auf die Hautoberfläche abgestimmt werden können. Sie haben auch keine calciumfällende Wirkung. Außerdem wirken sie antimikrobiell, was bei vereiterten Ekzemen erwünscht ist. Syndets sind neben therapeutischen und pflegenden Zusätzen auch in den meisten Haarwaschmitteln enthalten.

— Praktisches Vorgehen

Liegt keine wesentliche Verschmutzung vor, so reicht unter Umständen das Abspülen mit kühlem, abgekochtem Wasser. Sonst sollte man mit einem rückfettenden Syndet waschen (z. B. mit Balneum Hermal oder Balneum Hermal plus, evtl. mit juckreizstillendem Teerzusatz, Ölbad Cordes o. ä.). Dabei sollte man sich darüber im klaren sein, daß die beigemengten Öle (z. B. Sojabohnenöl, Olivenöl, Paraffin) keinen vollwertigen Ersatz für den Hauttalg darstellen. Auf jeden Fall müssen stark entfettende, waschaktive Substanzen oder alkalische Seifenlösungen vermieden werden. Mechanisches Abrubbeln ist bei der trockenen Haut ungünstig. Mäßige Wassertemperatur beim Baden und Duschen ist zu bevorzugen. Zu warmes Wasser verstärkt Juckreiz und Entzündung.

Bei Kopfjucken und -schuppung ist ein teerhaltiges Shampoo günstig (z. B. Berniter, Resdan, T/Gel). Wäscht man die Haare abends, ist morgens kein Teergeruch mehr festzustellen.

Berufe, die häufige und intensive Reinigungsmaßnahmen erfordern (Schlosser, Metallarbeiter, Maler, Bauarbeiter, Medizinberufe, Friseur usw.), sind für Atopiker ungeeignet. Dieser Gesichtspunkt sollte bei der Berufswahl berücksichtigt werden (s. S. 102).

Hautpflege bei Neurodermitis

Im Grundsatz gelten für die Pflege der trockenen Haut entsprechende Richtlinien wie für die Reinigung. Auch sie muß sich nach dem individuellen Hautzustand und den äußeren Gegebenheiten ausrichten. So benötigt die trockene Haut des Atopikers eine andere Pflege als eine fette Haut, Faltenbereiche (Achselhöhlen, Leisten) eine andere als der Rücken. Bei trockener Luft sieht die Hautpflege anders aus als im feucht-warmen subtropischen Klima.

Zu einer sinnvollen Hautpflege gehören neben den noch zu besprechenden äußerlichen Pflegemaßnahmen im weiteren Sinne auch andere Faktoren: Eine *abwechslungsreiche, vitamin- und eiweißreiche Kost*, denn die Oberhaut wird nicht durch Cremes von außen, sondern über die Blutgefäße der Lederhaut von innen ernährt. Einseitige Ernährung oder Hungerkuren können durch einen Mangel an wichtigen Eiweißbausteinen (Aminosäuren), Kohlenhydraten, Fettsäuren, Mineralien und Vitaminen zu ernährungsbedingten Funktionsstörungen der Haut und ihrer Anhangsgebilde führen. Die Haut ist dann trocken, reizbar, die Haare fallen aus, die Nägel werden brüchig. Auch regelmäßiger Schlaf, sportliche Betätigung an der frischen Luft (bei entsprechendem Sonnenschutz), *Zurückhaltung bei Genußgiften* (Nikotin, Alkohol) und, soweit möglich, das *Vermeiden von Ärger und seelischem Streß* (»Kummerfalten«, »Sorgenfalten«) sind in diesem Zusammenhang von Bedeutung.

— *Angepaßte Hautpflege*

Bei der trockenen Haut des Atopikers ist eine gewissenhafte Rückfettung nötig. Allein schon das regelmäßige Eincremen mit einer geeigneten Fettcreme kann das Austrocknungsekzem (»Trockenflechte«) verhindern. Wir sprechen bei diesen Zubereitungen von einer Emulsion des Typ »Wasser in Öl« (wie bei der Butter). Tagsüber aufgetragen, führen sie manchmal zu störendem, fettigem Glänzen der Haut. Morgens verwendet man deshalb besser eine nicht zu fette Creme. Lotionen (Emulsionstyp Öl in Wasser, wie bei der Milch) werden von der trockenen Haut nicht immer toleriert. Sie enthalten zu wenig Fett. Allerdings sind weniger fette Zubereitungen bei akuteren Ekzematisierungen verträglicher als fette Salben, beispielsweise auf Vaseline- oder Lanolingrundlage. Unter dem Fettfilm kann sich ein unangenehmer Feuchtigkeitsstau entwickeln.

Nach häufigem Duschen und Waschen, nach Verwendung stark entfettender Dusch- oder Badezusätze, nach längerem Aufenthalt im Wasser, im Winter bei trockener Luft (s. S. 90) sind rückfettende Maßnahmen bei der Haut des Atopikers ganz besonders wichtig.

Bewährt haben sich ph5-Eucerin, Linola-Fett, Unguentum leniens, die von verschiedenen Firmen angebotenen Basiscremes bzw. Basissalben oder entsprechende Präparate. Stark parfümierte Zubereitungen sollte man vermeiden (Gefahr der Allergisierung).

— *Hautpflege im Haushalt*

Typische hausfrauliche Verrichtungen wie Reinigungs- und Putzarbeiten, Kinder- und Altenbetreuung, Wäsche- und Blumenpflege, aber auch Bereitung der Mahlzeiten (Kartoffelschälen, Möhrenputzen) haben ungünstige Auswirkungen auf die Haut. Besonders die Putz- und Reinigungsarbeiten wirken sich bei der trockenen und empfindlichen Haut der Atopiker verheerend aus. Vorbeugende und pflegende Maßnahmen sind aus diesem Grund besonders wichtig.

Empfehlung:
Hausputz nur mit Baumwollhandschuhen unter den Gummihandschuhen!

—   *Lichtschutz von Kindheit an*

Da auch an der empfindlichen Haut der Atopiker nach jahrzehntelanger Lichteinwirkung zahlreiche »Blessuren« zu erwarten sind, wie Bindegewebsveränderungen, Verhornungsstörungen, in schwerwiegenden Fällen auch Vorstufen des Hautkrebses, benötigt gerade sie einen wirksamen Lichtschutz, am besten eine Pflegecreme mit Lichtschutzfaktor. An dieser Stelle möchte ich die Notwendigkeit eines frühzeitig beginnenden Lichtschutzes herausstellen. Am besten setzt er bereits in der Kindheit ein.

Empfehlung:
Kein Sonnenkult nach dem Motto: »Ich bin nur schön, wenn ich braun bin!« Sonnenbrand unbedingt vermeiden!

Einige Hersteller von Pflegepräparaten haben die neueren wissenschaftlichen Erkenntnisse zum Thema Lichtschutz bereits praktisch umgesetzt. Sie bieten Pflegecremes mit Lichtschutzfilter an, die auch für Atopiker geeignet sind.

—   *Hautpflege bei älteren Atopikern*

Einer besonderen Pflege bedarf die extrem trockene Haut älterer Ekzematiker. Sie sollte abends so stark gefettet werden, daß sich der Betreffende nachts im Fett »wälzen« kann (Prof. Nasemann). Morgens und zwischendurch genügt eine weniger fette Creme.

—   *Einfluß der Luftfeuchtigkeit*

Die Luftfeuchtigkeit spielt bei der Hautpflege ebenfalls eine wichtige Rolle:

Trockene Heizungsluft (»Wüstenklima«) erfordert die Zufuhr von ausreichend Feuchtigkeit und Fett.

Bei feucht-warmer Luft nimmt die Haut über den Wasser-Lipid-Mantel Wasser auf. Dabei können sich sogar Wassertröpfchen auf der Haut bilden. Eine Lotion oder Creme ist dann besser als eine fette Zubereitung.

≡ Neurodermitis und Ernährung

Manche Therapeuten sehen in einer Nahrungsmittelallergie die alleinige Ursache der Neurodermitis. Die wissenschaftliche Medizin betrachtet die Problematik differenzierter.

Man schätzt, daß etwa 3–5% der Gesamtbevölkerung unter einer Nahrungsmittelallergie leiden. Bei ca. 10% der Neurodermitiker sollen Nahrungsmittel das Ekzem provozieren können, bei Kindern häufiger als bei Erwachsenen. Möglicherweise ist die Darmschleimhaut der Kinder durchlässiger für allergieverursachende Nahrungsmittelbestandteile (Nahrungsallergene) als die der Erwachsenen.

Nach körperlicher Anstrengung oder Alkoholgenuß scheinen Nahrungsmittel häufiger Allergien zu verursachen (sog.»Triggermechanismus«).

Die Frage, wie es durch Nahrungsmittelallergene zur Ekzemreaktion kommt, ist bisher nicht letztlich geklärt. Denn bei der einen Reaktion handelt es sich um eine Sofortreaktion durch vermehrte spezifische Antikörper-Bildung, beim Ekzem aber eigentlich um eine zellvermittelte Immunreaktion, eine Spätreaktion.

Wie man sich die Auslösung der Neurodermitis durch Nahrungsmittelallergene vorstellen kann, zeigt die Abb. 24, s. S. 28.

≡ Welche Beschwerden macht eine Nahrungsmittelallergie?

Eine Reihe nicht immer sehr charakteristischer Beschwerden werden durch Nahrungsmittel hervorgerufen: Hautschwellungen wie Quaddelsucht, Schwellungen der Lippen, des Kehlkopfes (sog. Quincke-Oedem, Achtung! Erstickungsgefahr!), kolikartige Bauchbeschwerden, Kopfschmerzen, Blähungen, Durchfälle, asthmatische Beschwerden, Kreislaufstörungen bis zum Schock.

So habe ich einen Patienten mit Heuschnupfen, der jedesmal nach Genuß von Honig innerhalb weniger Minuten kolikartige Darm-

krämpfe und Durchfall bekommt. Die im Honig in geringer Menge enthaltenen Pollenkörner bewirken bei ihm die allergische Reaktion an der
Darmschleimhaut.

Charakteristischerweise setzen diese Symptome Minuten bis
Stunden nach der Nahrungsaufnahme ein. Es gibt aber auch verzögerte
Reaktionen, die erst nach ein bis zwei Tagen auftreten. Diese sind
besonders schwer zu diagnostizieren.

Scheinbar allergische Reaktionen

Doch nicht alles, was wie eine Nahrungsmittelallergie aussieht,
ist auch eine. Denn als Nahrungsmittelallergie bezeichnet man lediglich
durch Antikörper (sog. IgE- oder IgG-Antikörper) verursachte allergische Reaktionen.

Unter dem Begriff »Pseudoallergie« faßt man dagegen allergieähnliche Beschwerden zusammen, die nicht durch eine spezifische
Antikörperreaktion hervorgerufen werden, trotzdem lebensbedrohlich
ablaufen können (z. B. durch Nahrungsmittelfarbstoffe wie Tartrazin,
Konservierungsmittel oder Aspirin).

Weitere scheinbar allergische Reaktionen können auch durch
hohe Konzentrationen von Histamin (Bedeutung des Histamins bei allergischen Reaktionen, s. S. 48) oder Histaminliberatoren in manchen
Nahrungsmitteln (= Stoffe, die Histamin aus den Mastzellen freisetzen),
ausgelöst werden.

Folgende Nahrungsmittel können allergieähnliche Reaktionen
auslösen:

Käse, Rohwürste (z. B. Salami), Zervelatwurst, Mettwurst (angeblich eher vom Schwein als vom Rind), Wein (Chianti), Bier,
Sauerkraut und als Histaminliberatoren: Eiklar, Schweinefleisch, Fisch, Schalentiere, alkoholische Getränke, Tomaten,
Hülsenfrüchte, Erdbeeren, Ananas und Schokolade.

Nahrungsmittel roh essen oder kochen?

Grundsätzlich kann man sagen, daß gekochte oder gebratene Nahrungsmittel seltener allergische Reaktionen auslösen als rohe. Denn durch Erhitzen werden die für das Auftreten der allergischen Reaktion bedeutsamen Eiweißketten (sog. Epitope) zerstört.

So verursachen beispielsweise rohe Johannisbeeren bei einigen Patienten eine Quaddelsucht am ganzen Körper, während sie gekocht gut vertragen werden. Dasselbe gilt bei manchen Allergikern auch für Kuhmilch und Eier.

Von dieser Regel gibt es allerdings Ausnahmen. Verlassen darf man sich darauf nicht!

Nahrungsmittel, die häufiger Allergien verursachen

Bei Kindern lösen tierische Nahrungsmittel häufiger allergische Beschwerden aus als pflanzliche. Besonders sind zu nennen:

Hühnerei (angeblich besonders häufig),
Milch (manchmal nur bestimmte Fraktionen s. S. 96),
Fisch, Schalentiere, rohes Fleisch.

Dagegen sind pflanzliche Allergene bei Erwachsenen häufiger ausschlaggebend:

Vollkorngetreide, Nüsse, Pflanzensamen, Mohn, Kernobst, Kräuter, Gewürze, Gemüse, Zitrusfrüchte (besonders wichtig für den Neurodermitispatienten!), Beerenfrüchte.

In Amerika werden Erdnüsse, Soja-Eiweiß und Weizen neben Ei und Milch als besonders häufige Nahrungsallergene angegeben.

Müsli, so gesund es auch von seiner Zusammensetzung her sein mag, sollte von Pollenallergikern gemieden werden, da es sog. »Kreuzallergien« zwischen Pollen und Getreidekörnern gibt. Solche Reaktionen sollen auch zwischen Hühnerei und Vogelfedern vorkommen.

Patienten, die durch Birkenpollen Heuschnupfen bekommen, reagieren eigenartigerweise besonders oft allergisch auf frisches Kern- und Steinobst sowie Haselnüsse, während Kräuterpollenallergiker selten Gewürze, Kräuter und Gemüse vertragen. Eine Gräserallergie wird oft begleitet von einer Allergiesierung auf rohen Sellerie, Petersilie, Curry und Thymian.

Erdbeeren sollen dagegen nach Angaben der Wissenschaftler seltener Nahrungsmittelallergien verursachen als gemeinhin angenommen wird.

Manche Patienten mit einer Nahrungsmittelallergie machen die Beobachtung, daß sie an manchen Tagen »alles« vertragen. An anderen dagegen bemerken sie bereits nach Aufnahme geringer Mengen des krankmachenden Nahrungsmittels schwere Reaktionen. Eine Erklärung hat man dafür aus wissenschaftlicher Sicht noch nicht.

»Versteckte« Nahrungsmittelallergene

In der Bevölkerung und in der Presse werden zu Recht besonders kritisch die Zusatzstoffe in Nahrungsmitteln diskutiert: z. B. Antibiotika oder Hormone im Fleisch. So wenig wir uns alle diese Substanzen in Nahrungsmitteln wünschen, so muß man doch sagen, daß allergische Reaktionen hiernach selten vorkommen.

An dieser Stelle muß man kritisch anmerken, daß viele Menschen verständlicherweise durch Presseberichte, ich nenne die Stichwörter Formalin, Fluor bei der Kariesprophylaxe der Kinder, Hormone im Fleisch, verunsichert sind. So kommen seit einiger Zeit Menschen in die Sprechstunde und sagen: »Ich bin gegen alles allergisch«, ohne daß sich bei den Testen Allergien nachweisen lassen. Prof. RING aus München hat diesem Beschwerdekomplex den Namen »Klinisches Ökologiesyndrom« gegeben.

Diagnostik

Patienten, die ein Nahrungsmittel nicht vertragen, können dieses oft genau angeben. Den Beobachtungen des Patienten wird der erfahrene Arzt bei der Erhebung der *Vorgeschichte* (Anamnese) deshalb größte Beachtung schenken.

Der Arzt wird weitere Bestätigungsteste durchführen, um die Mitteilungen des Patienten zu objektivieren: Hautteste, Weglassen der verdächtigen Nahrungsmittel (sog. Karenzversuch) und erneute Gabe (sog. oraler Provokationstest) unter Beobachtung evtl. auftretender Erscheinungen. Bei den Hauttesten kommen *Reibetest, Pricktest, Scratch-Test* und *Intracutantest* zur Anwendung.

– Beim *Pricktest* sticht man mit einer kleinen Lanzette eine winzige Dosis des Nahrungsmittels in die oberflächlichen Hautschichten. Es soll dabei nicht bluten. Dieser Test wird auch bei der Diagnostik des Heuschnupfens durchgeführt.
– Beim *Intracutantest* spritzt man das verdächtigte Nahrungsmittel etwas tiefer in die Haut, beim Reibetest verreibt man einige Male das Nahrungsmittel auf der Haut und beim Scratch-Test kratzt man zuvor die Haut an. Bei positivem Ausfall zeigen sich an der Teststelle Rötung und Schwellung mit Juckreiz. Bei »nervöser Quaddelsucht« (sog. Urticaria faktitia) sind diese Hautteste allerdings nicht aussagekräftig.

Der Sinn dieser stufenweisen Steigerung der Testintensität liegt darin, daß man bei hochgradiger Allergisierung so vorsichtig wie möglich testen möchte, um keine unerwünschten allergischen Reaktionen zu provozieren (starker Juckreiz, ausgeprägte Hautschwellungen, Kreislaufstörungen bis hin zum allergischen Schock).

– Beim *Bluttest* (sog. *RAST-Test*) werden im Labor spezifische Gegenstoffe (Antikörper) im Blut des Patienten nachgewiesen. Dieser Test wird z. B. auch bei kleinen Kindern, die Hautteste nicht tolerieren würden oder bei hohem Allergisierungsgrad wegen der Gefahr eines Kreislaufschocks durchgeführt.

Kommt es beispielsweise nach Weglassen von Hühnereiern für mindestens 2–3 Wochen (*Karenztest*) zu einer Besserung des Ekzems und nach erneuter Gabe (*Provokationstest*) zu einem erneuten Ekzemschub, ist die Vorgeschichte positiv und ist auch im Haut- und Bluttest (*RAST-Test*, s. u.) eine Bestätigung gelungen, so besteht kein Zweifel an der auslösenden Ursache.

Vorbeugung und Behandlung

Ist bei einem Patienten eine Nahrungsmittelallergie gesichert, so ist das wichtigste Gebot, das unverträgliche Nahrungsmittel in Zukunft zu meiden. Das ist nicht immer leicht, da viele Nahrungsmittel in anderen versteckt und für den Nichtfachmann gar nicht zu erkennen sind.

– So sollte man bei einer Allergie auf Nüsse auch Schokolade, Marzipan, Nutella, Nußplätzchen meiden.
– Bei einer Kräuterallergie sind Bonbons, Kaugummi, Tee, Kosmetika, manche Medikamente (Kräuter-Hustensaft) problematisch.
– Für Gewürzallergiker bergen Curry und Senf, die aus einer Unzahl verschiedener Gewürze zusammengesetzt sind, die Gefahr einer allergischen Reaktion.
– Bei Milchallergie werden manchmal bestimmte Milchprodukte oder gekochte Milch noch vertragen, da nur eine Überempfindlichkeit gegenüber bestimmten Milcheiweißfraktionen besteht, z. B. gegenüber Casein, Lactalbumin oder Lactoglobulin.
– Ähnlich verhält es sich bei Hühnerei und Fleisch, gekocht oder gebraten werden sie gelegentlich noch vertragen.

In manchen Fällen sind prophylaktisch antiallergische Medikamente wie Colimune (R) oder Zaditen (R) angezeigt. Stärkere Präparate kommen bei der Behandlung schwerer Reaktionen zum Einsatz.

▬ Gibt es eine spezielle Neurodermitis-Diät?

Eine pauschale, für jeden Neurodermitiker gleichermaßen passende Neurodermitis-Diät gibt es nicht und kann es auch nicht geben. Denn bei den meisten Atopikern stellen Nahrungsmittel keine ekzemauslösende Ursache dar. Bei der Minderheit, bei denen bestimmte Nahrungsmittel an der Ekzemprovokation beteiligt sind, müssen diejenigen Nahrungsmittel gemieden werden, die gerade der betreffende Patient nicht verträgt. Eine präzise Diätempfehlung kann somit erst nach genauer Anamnese, umfangreichen Allergietesten mit Karenz- und Provokationsversuchen und evtl. auch Blutuntersuchungen gegeben werden.

Während der Arzt also bei der Zuckerkrankheit, bei Magen- oder Lebererkrankungen aus einer Tabelle bestimmte Pauschaldiäten empfehlen kann (heute auch nicht mehr unumstritten), ist dies bei der Neurodermitis überhaupt nicht möglich. Soll eine Neurodermitisdiät sinnvoll sein,

so muß sie **absolut individuell auf den einzelnen Atopiker zugeschnitten sein**.

Dabei darf man nicht vergessen, daß sich die Allergisierungen im Laufe der Zeit verschieben können. So kann es sein, daß eine präzise festgelegte Neurodermitisdiät in wenigen Monaten schon wieder nicht mehr aktuell ist, weil beispielsweise zu der Allergie auf Hühnereier in der Zwischenzeit noch eine Erdnußallergie hinzugetreten ist.

Lieber Leser, Sie können sicherlich nachempfinden, was in einem Arzt vorgeht, wenn er hört, daß einer seiner Patienten von einem »Wunderheiler« eine (natürlich furchtbar komplizierte, damit nicht einhaltbare) Pauschaldiät verordnet bekommen hat und für diesen »Rat« u. U. noch viel Geld bezahlen mußte.

Nach neuesten Untersuchungen treten im Rahmen solcher »Zwangsdiäten« gelegentlich schwere Nebenwirkungen, gerade bei Kindern, auf. So wurden in letzter Zeit ausgeprägte Schilddrüsenfunktionsstörungen mit Kropfbildung, Rachitis, Eisen- und Vitaminmangel bei Kleinkindern beobachtet. Auch Mangelernährung und Gedeihstörungen sind bei Säuglingen nach derartigen Diäten festgestellt worden. Dies ist ja auch verständlich, denn jeder weiß, daß in der Milch lebenswichtige Eiweißbausteine (sog. essentielle Aminosäuren) und Jod enthalten sind, die gerade der wachsende kindliche Organismus unbedingt benötigt. Nicht selten werden diese unentbehrlichen Nahrungsbestandteile aufs Geratewohl entzogen. Manchmal nur deshalb, weil ein unerfahrener »Wunderheiler« von der Mutter hörte, daß das Kind »Milchschorf« gehabt habe. Fälschlicherweise schließt er daraufhin auf eine Milchallergie, ohne zu wissen, woher der Begriff »Milchschorf« eigentlich kommt (s. S. 21).

Auch das gedankenlose Umstellen der Kinder auf Soja-Milch ist nicht unproblematisch. Denn gerade Soja-Eiweiß führt häufig zu allergischen Reaktionen.

Empfehlungen

- Notieren Sie, welche Nahrungsmittel Sie als ekzemverschlechternd beobachtet haben. Zeigen Sie diese Aufzeichnungen Ihrem Arzt. Er wird sie in seine Überlegungen einbeziehen.
- Nahrungsmittel, die Histamin enthalten oder aus den Mastzellen freisetzen (s. S. 92) sollten maßvoll gegessen oder gemieden werden.
- Bevor Sie bei Ihrem Kind eine Diät durchführen, fragen Sie lieber zunächst den Kinderarzt, den Allergologen oder Hautarzt. Rät man Ihnen dazu, dann können sie die Neurodermitis-Diät unter ärztlicher Kontrolle bedenkenlos durchführen.
- Längeres Stillen (etwa 6 Monate) scheint nach skandinavischen Untersuchungen vor dem atopischen Ekzem zu schützen. Man erklärt sich diesen Umstand durch die Übertragung bestimmter Schutzstoffe (sog. IgA-Antikörper) mit der Muttermilch auf den Säugling.
- Nach der Geburt kann man im Nabelschnurblut durch Bestimmung der IgE-Antikörper feststellen, ob eine Neigung zur Atopie besteht oder nicht. Manche Ärzte empfehlen bei erhöhtem IgE-Spiegel 6 Monate zu stillen. Nochmals muß ich an dieser Stelle anmerken, daß ein erhöhter IgE-Spiegel keinen Beweis für eine Atopie darstellt.

≡ Neurodermitis und Klima

═ Einfluß der Jahreszeit

Im Spätherbst und im Frühjahr (Abb. 42) steigt die Zahl der Ekzematiker in der Sprechstunde des Hautarztes sprunghaft an. In diesen Monaten hat der Dermatologe nicht selten 3–4mal mehr Atopiker zu behandeln als im Sommer (Skizze). Bereits daran läßt sich ein Einfluß der Jahreszeit auf die Auslösung des Ekzems ablesen.

Zu Beginn der kühlen Jahreszeit wirken offenbar eine Reihe von Faktoren ekzembegünstigend:

- gehäufte Infekte
- Beginn der Heizperiode mit verstärkter Einwirkung von Hausstauballergenen auf die Haut der Atopiker
- vermehrte Lufttrockenheit der Innenräume
- kühle Außentemperatur mit eingeschränkter Ausbreitung (Spreitung) des spärlichen Hauttalges
- vermehrter Genuß von Zitrusfrüchten, die von Atopikern fast nie vertragen werden
- besondere Wollempfindlichkeit der Neurodermitiker (Pullover, Schals)
- weniger Sonne.

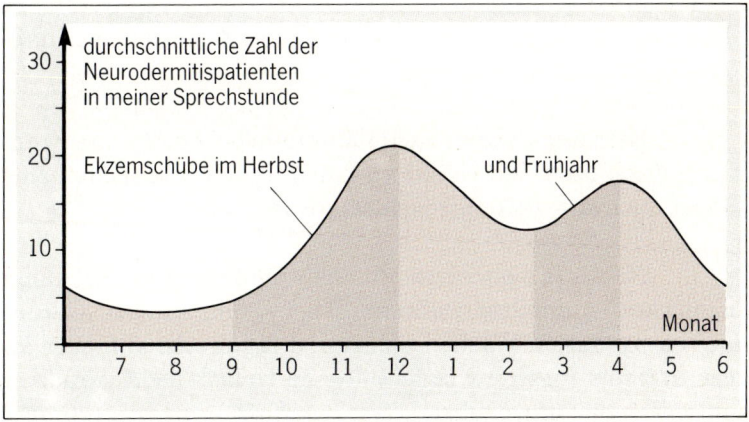

Abb. 42   Einfluß der Jahreszeit auf die Erkrankungshäufigkeit

Nicht unterschätzen sollte man auch ein möglicherweise geringeres psychisches Wohlbefinden durch die kürzeren und dunklen Tage. Im Frühjahr können zusätzlich Pollenallergene eine verschlechternde Wirkung ausüben.

Im Sommer dagegen kommen weniger Ekzemkranke zur Behandlung. Die Hauterscheinungen sind dann auch oft geringer ausgeprägt. Günstige Klimaeinflüsse, weniger Infekte, Sonnenbestrahlung, bessere Ausbreitung des Hauttalges auf der Hautoberfläche in der Wärme, ein anderer Schlaf-Wachrhythmus und nicht zuletzt wohl auch ein gesteigertes psychisches Wohlbefinden durch die lichten Tage wirken sich dann positiv auf den Hautzustand des Atopikers aus. Dazu kommt bei vielen Betroffenen noch die heilsame Klimaumstellung während des Sommerurlaubes.

Klimatherapie

Im Urlaub günstige Klimaeinflüsse nutzen!

Erfahrungsgemäß heilen die Hautveränderungen beim Aufenthalt im Reizklima, z.B. im Hochgebirge über 1500 m, in der Westwetterlage der Nordsee (in ca. 70%), vor allem aber im südlichen Meeresklima oft ohne weitere Behandlung ab. Auch die Klimasituation am Toten Meer in Israel soll die Abheilung des Ekzems fördern. Für den einen ist die See günstiger, für den anderen das Hochgebirge. Eine pauschale Klimaempfehlung, die für jeden Atopiker gleichermaßen paßt, gibt es also nicht.

Allerdings gibt es auch Patienten, bei denen eine Klimaumstellung keinen positiven Effekt zu haben scheint. Manche bemerken im Urlaub auch eine Ekzemverschlechterung.

Die für ihn positiven Klimaeinflüsse sollte jeder Atopiker nach Möglichkeit zumindest während des Urlaubs nutzen. Gerade Kinder »blühen« in diesen Wochen manchmal regelrecht auf. Wer am Mittelmeer erscheinungsfrei wurde, sollte im Urlaub nicht gerade nach England reisen und umgekehrt.

Der positive Effekt der Klimaumstellung hält auch nach dem Urlaub noch eine bestimmte Zeit an. In dieser Phase reicht oft eine sinnvolle Hautpflege aus, um den Abheilungszustand zu erhalten. Je länger und häufiger der Atopiker die für ihn günstigen Klimaeinflüsse nutzt, umso kürzer und seltener sind Rückfälle zu erwarten.

Manchmal ist ein Arbeitsplatzwechsel mit Umsiedlung in ein Reizklima möglich. Der positive Klimaeffekt läßt allerdings nach einer Gewöhnungszeit nicht selten nach.

Die Klimatherapie hat den großen Vorteil, daß dabei keine Nebenwirkungen zu erwarten sind. Aus diesem Grund ist sie besonders für die empfindliche kindliche Haut geeignet.

Doch sind die günstigen Effekte für den Atopiker wahrscheinlich nicht allein auf die Klimaumstellung zurückzuführen, sondern wohl auch auf weniger Hausarbeit und Putzmittelkontakte, den positiven Einfluß auf das psychische Befinden, bei manchen Betroffenen möglicherweise auch auf eine Ernährungsumstellung.

Klimakur

Der Arzt wird seinen Atopikern zur Klimakur raten, wenn immer wieder Ekzemschübe auftreten und sie selbst bereits einen positiven Einfluß auf ihren Ekzemverlauf beobachtet haben. Sie sollte mindestens 4 Wochen dauern.

Eine Klimakur ist ganzjährig sinnvoll. M. E. ist die günstigste Jahreszeit der Sommer, wenn auch in den warmen Monaten die Kurorte an der See und im Hochgebirge überlaufen sind. Die Krankenkassen bewilligen Klimakuren eher außerhalb der Ferienzeit. Man sollte aber klar aussprechen, daß eine Klimakur im kalten Herbst oder gar im Winter, wo es nicht möglich ist, sich nach dem Baden im Meer zu sonnen, eine geringere Heilwirkung hat als im Sommer. Manche Autoren meinen jedoch, daß die Jahreszeit keine Rolle spielt.

Welche Klimafaktoren im einzelnen das Ekzem beeinflussen
(Sonne? Temperatur? Luftdruck oder Luftdruckschwankungen? Luft-
feuchtigkeit? kühle Brise? Windrichtung? sog. »freier Horizont« an der
See?) ist nicht letztlich bekannt.

Heilsam ist Baden im Meer, anschließend nimmt man am besten mit noch feuchter Haut ein Sonnenbad (sog. Balneo-Fototherapie, s.
S. 136). Schwimmen im Hallenbad oder Swimming-Pool ist für den Atopiker weniger günstig (Wasserdesinfektionsmittel, schwüle Hallenbad-
atmosphäre). Bei schlechtem Wetter ist auch eine Lichttherapie (UVA-
Therapie s. S. 136) nach einem Vollbad mit Meerwasser oder Sole angezeigt. Günstig werden auch Schlickbäder beurteilt. Solange noch eine
deutliche Ekzematisierung besteht wird der Arzt aber davon abraten
(Ekzemvereiterung möglich!).

Der Hautarzt empfindet gelegentlich ein Gefühl der Ohnmacht,
wenn er in besonderen Fällen eine Klimatherapie für angezeigt hält,
diese aber nicht möglich ist, weil entweder die berufstätige Mutter nicht
mitfahren kann oder das Geld fehlt. In einem anderen Fall bewilligt die
Krankenkasse die stationäre Einweisung in eine Spezialklinik oder die
»offene Badekur«, aber ein Platz ist gerade nicht frei. Dabei wäre gerade
jetzt die Klimakur notwendig. Auch einige Äußerlichkeiten (regelmäßige Garten- und Hauspflege) verhindern leider manch notwendige Luft-
veränderung.

Dann muß der Therapeut u. U. Medikamente verordnen, die bei
längerer Anwendung Nebenwirkungen haben könnten, und die er nicht
geben würde, wenn die klimatherapeutischen Möglichkeiten ausge-
schöpft würden.

Eine Auswahl von Kliniken, die Klimakuren für Neurodermitispatienten durchführen, finden Sie auf Seite 147.

≡ Neurodermitis und Beruf

Die Berufswahl stellt für den Jugendlichen mit Atopie ein besonderes Problem dar.

Oft ist das Ekzem nach der Pubertät abgeklungen. Viele Atopiker glauben nun irrtümlicherweise, ihre Haut sei jetzt wieder normal belastbar. Dieser folgenschwere Irrtum führt nicht selten zur Aufnahme eines ungeeigneten Berufes, der erneut Ekzemschübe provoziert.

Auch nach dem Abklingen der Neurodermitis bleibt die Haut trocken und ekzembereit. Die vielfältigen Belastungen in Freizeit und Beruf müssen ebenso wie Hautreinigung und Hautpflege auf diesen empfindlichen Hautzustand ausgerichtet sein. So sind für den Atopiker Berufe problematisch, die die Haut chemisch, physikalisch oder mechanisch reizen. Auch Berufe, die Kontakte mit Tierhaaren, Tierschuppen, Wolle, Getreidestaub, Pollen, Pflanzen, Mehlen beinhalten, sind ungeeignet (s. Tab. 8).

Berufsberatung

Für die Beratung von Berufsanfängern ist die Sicherung der Diagnose »Atopie« von ganz besonderer Bedeutung. Ich möchte dies an einem Beispiel erläutern:

Tab. 8   Ungeeignete Berufe für Atopiker (Auswahl)

Bäcker, Betonwerker,

Floristin, Friseur/Friseuse, Fliesenleger,

Gärtner, Gummifacharbeiter in der Reifenindustrie,

Hochofenarbeiter,

Imker,

Koch/Köchin, Kürschner,

Landwirt,

Maler, Maurer, Melker, medizinische Berufe, metallverarbeitende Berufe,

OP-Schwester,

Pelznäherin,

Raumpflegerin,

Schleifer, Schlosser, Schneider, Schreiner, Spülerin, Steinmetz,

Tierarzt, Tierpfleger, Textilarbeiter, Textilverkäuferin.

Ein 16jähriges Mädchen möchte Friseuse werden. Bei der Jugendarbeitsschutzuntersuchung ist die Haut trocken, an der Unterlippe zeigt sich ein senkrechter Einriß. Der erfahrene Arzt wird, alarmiert durch die trockene Haut und die diskrete Lippenveränderung, nach weiteren Anzeichen für eine Atopie fragen (Heuschnupfen oder Asthma in der Familie? Milchschorf im Säuglingsalter? Früher Ekzeme?). Er wird weitergehende Untersuchungen veranlassen, z. B. die IgE-Bestimmung (s. S. 40), um eine versteckte, ruhende Ekzemneigung aufzudecken. Bestätigt sich sein Verdacht, dann wird er vom Friseurberuf abraten. Denn die Wahrscheinlichkeit ist groß, daß es beim Umgang mit Friseursubstanzen früher oder später zu Ekzemen an den Händen oder Unterarmen kommt. Dann drohen Berufsaufgabe und Umschulung.

Es ist für den Arzt nicht leicht, einem jungen Mädchen in dieser Situation vom ersehnten Beruf abzuraten. Er erlebt es nicht selten, daß auch manche Eltern ohne Verständnis sind, hat doch die Tochter bereits eine Lehrstelle angeboten bekommen und eine andere ist nicht in Sicht.

Die Friseurinnung hat diese Problematik erkannt. Sie fordert vor Berufsbeginn von den Bewerberinnen Allergieteste, deren Wert umstritten ist. Denn die Tatsache, daß zum Testtermin, also vor Berufsbeginn, keine Allergie auf Berufssubstanzen nachzuweisen ist, besagt ja nicht, daß sich nicht bereits wenige Wochen später ein Ekzem darauf entwickelt. Der Sinn dieser Untersuchung liegt aber darin, daß der Hautarzt oder Allergologe intensiv nach Hinweisen für eine Ekzemneigung fahnden kann (s. S. 29).

Spezielle Gesichtspunkte

Der untersuchende Arzt wird bei der Beurteilung der Berufswahl von Atopikern eine Reihe von Gesichtspunkten berücksichtigen:

- mögliche Kombination der Neurodermitis mit einem allergischen Asthma bronchiale
- Neigung auch zu nicht allergischen Hautschäden wegen der beeinträchtigten Oberhautfunktionen (s. S. 38)
- erhöhte Infektanfälligkeit der Haut
- gestörte Wärmeregulation.

Rät er nach seinen Untersuchungsergebnissen vom ersehnten Beruf ab, dann tut er dies aus Sorge um den weiteren beruflichen Lebensweg des jungen Menschen. Denn die Neurodermitis wird nicht als Berufserkrankung anerkannt.

═══   Empfehlung

Es ist auf jeden Fall besser, ungeeignete Berufe von vornherein gar nicht erst zu erlernen, als nach einigen Jahren eine zweite Ausbildung beginnen zu müssen. Denn Atopiker, die ungeeignete Berufe (s. S. 103) ergreifen, begeben sich in eine Sackgasse. Je früher sie umkehren, umso weniger einschneidend ist der Knick in der beruflichen Laufbahn. Atopiker sollten dem Rat ihres Arztes folgen und keinen ungeeigneten Beruf ergreifen.

In der Bundesrepublik Deutschland gibt es allerdings keine gesetzliche Handhabe, beim Vorliegen eines atopischen Ekzems oder einer Ekzemneigung die Aufnahme des ungeeigneten Berufes zu verhindern. Dies wird in der DDR strenger gehandhabt, wohl wegen der voraussehbaren Folgekosten.

Noch ein weiterer Grund, daß junge Menschen mit Ekzemneigung keinen ungeeigneten Beruf wählen, muß angeführt werden. Wir wissen heute, daß sich auf der ekzembereiten Haut des Atopikers leichter allergische Kontaktekzeme gegenüber Nickelsulfationen entwickeln als auf gesunder Haut (»Nickelkrätze«, s. S. 81). Besonders häufig sind junge Mädchen betroffen, die von Kindesbeinen an Ohrringe getragen haben (s. S. 121). Sie leiden dann gleichzeitig unter zwei Ekzemvarianten, dem atopischen Ekzem, auf das sich zusätzlich ein allergisches Ekzem aufgepfropft hat.

Ich habe, lieber Leser, wegen der besonderen Problematik der Berufswahl für den Ekzematiker dieses Thema ausführlich besprochen. Das bedeutet aber nicht, daß jeder Mensch, der einmal Milchschorf, Heuschnupfen oder Neurodermitis hatte, später während seiner Berufstätigkeit auch Ekzeme bekommen muß.

≡ Neurodermitis und Schule

Gerade für Schulkinder stellt die Neurodermitis ein besonderes Problem dar. Sie erscheinen morgens unausgeschlafen zum Unterricht, nicht selten sind sie beim Umkleiden in der Turnhalle oder Badeanstalt wegen ihrer Hauterscheinungen Hänseleien ausgesetzt. Auch gibt es gelegentlich Schwierigkeiten mit wenig informierten Lehrern oder Bademeistern. Nicht zuletzt bedeutet auch der schulische Leistungsdruck selbst eine zusätzliche psychische Belastung, der Juckreiz auslösen kann.

Die vorgeschriebene Körperreinigung vor und nach dem Schwimmen, der Aufenthalt im Wasser selbst, das mit desinfizierenden Chemikalien versetzt ist, führen nicht selten zur Ekzemverschlechterung. Der Juckreiz nimmt zu, gelegentlich kommt es zu einem neuen Ekzemschub.

Häufiger Schwimmbadbesuch kann auch zur Vereiterung von Ekzemherden, zum Aufschießen von Dellwarzen (s. S. 63) und Fußsohlenwarzen (Mosaik-, Dornwarzen) führen.

Ist das Ekzem ausgeprägt oder vereitert, so sollten die Kinder nicht am Schwimmunterricht teilnehmen. Der Arzt wird eine entsprechende Bescheinigung ausstellen.

Nicht allen Lehrern sind die vielfältigen Probleme ihrer zahlreichen Schüler mit atopischem Ekzem ausreichend bekannt. Dies ist ein bedauerlicher Mangel, wenn man sich vor Augen hält, daß mehr als 10% aller Schulkinder Atopiker sind. In den Studiengang der Pädagogen müßten m. E. einige Stunden über diese Ekzemkrankheit eingeplant werden, damit sie diesen Problemen gerecht werden können.

Die Eltern sollten sich mit dem Klassenlehrer in Verbindung setzen und die Situation ihres Kindes schildern. In besonderen Fällen wird sich auch der Hautarzt oder Kinderarzt einschalten, um die Probleme des Ekzemkindes aufzuzeigen und Verständnis zu erzielen.

Die besondere Problematik des Schulkindes mit Atopie ist nur im Zusammenwirken von Eltern, Kind, Lehrer und Arzt zu bewältigen.

≡   **Neurodermitis und Sport**

Sportarten, die mit verstärkter Schweißsekretion und Wärme-
bildung einhergehen, wie Laufsportarten, Hand/Fußball, Squash, Ten-
nis, aber auch Kraftsport und Geräteturnen, führen zu verstärktem
Juckreiz und zum Kratzen. Das Kratzen aber führt, wie wir gesehen
haben, zum Ekzem und dieses wiederum verstärkt den Juckreiz (»Teufelskreis«, s. S. 113).

Günstiger sind Wassersportarten wie Schwimmen (maßvoll),
am besten im Freien bei kühler Außentemperatur. Auch gegen Windsur-
fen ist nichts einzuwenden. Bei kühlem Wetter benötigt der Surfer eine
Fettcreme für die freigetragene Haut und die Lippen.

Der verstärkte Juckreiz des Atopikers nach längerem Schwimmen ist übrigens kaum einmal durch eine allergische Reaktion der Haut
auf Wasserdesinfektionsmittel bedingt, sondern durch die intensive
Entfettung der sowieso schon trockenen Haut. Deshalb ist es sinnvoll,
die Haut mit einer Fettcreme einzufetten, bevor man ins Wasser geht,
nicht nur anschließend.

Trotz der beschriebenen Beeinträchtigungen sollte jeder Atopiker die von ihm bevorzugte Sportart ausüben. Keinesfalls sollte er sich
durch Juckreiz oder geringfügige Ekzemverschlechterung von der kör-
perlichen Ertüchtigung abhalten lassen. Das Gemeinschaftserlebnis in
der Gruppe, das Erfolgserlebnis nach einer sportlichen Leistung führen
zu einer positiven Stimmungslage, die für die Psyche des Atopikers von
Nutzen ist.

Allerdings sollte er einige Regeln beachten:
– Das sportliche Ziel nicht unerreichbar hoch stecken. Falscher
  Ehrgeiz und wiederholte Mißerfolge führen zu negativer psychi-
  scher Beeinflussung.
– Aufenthalt an der frischen Luft bevorzugen. Sehr gut ist kühle
  Meeresluft. Feuchtwarme Sporthallenatmosphäre meiden!
– Sportkleidung am besten aus reiner Baumwolle, keine beengen-
  de Kunstfaserkleidung, die zu Wärme- und Schweißstau führt.
  Schafwolle wird nicht vertragen!

- Nach dem Sport mit einem rückfettenden Badezusatz duschen, bzw. die Haut nach dem Duschen mit einer milden Fettcreme rückfetten.
- In Gemeinschaftsduschen Sandalen tragen (Gefahr von Pilzinfektionen).
- Beim Sport im Freien Lichtschutz nicht vergessen (s. S. 90)!

≡   ## Neurodermitis und Haustiere

Manche Neurodermitispatienten bemerken verstärkten Juckreiz und Ekzemverschlechterung nach Berührung von Katzen, Hunden, Kaninchen, Pferden, Hamstern, Meerschweinchen. Übrigens können auch Kuscheltiere aus Fell (z.B. aus Kaninchenfell) in diesem Zusammenhang von Bedeutung sein. Manchmal kommt es durch Tierhaare und -schuppen auch zu allergischem Schnupfen oder zu allergischer Augenbindehautentzündung, gelegentlich sogar zu Atemnot im Rahmen eines allergischen Asthmas (»atopischer Formenkreis«, s. S. 17).

Manchmal berichten Ekzematiker, daß beim Friseurbesuch nach dem Auspinseln der Haare mit einem Roßhaarpinsel innerhalb weniger Minuten Hautrötung und Juckreiz auftreten.

Auch Atopiker, die derartige Beschwerden durch Tierallergene bisher nicht beobachteten, können darauf noch überempfindlich werden. Deshalb raten Allergologen von der Anschaffung von Haustieren ab. Auch zur Aufnahme des Reitsports kann man Atopikern nicht raten. Ich kenne Turnierreiter, die jedesmal, wenn sie in den Stall gehen, Asthmaanfälle bekommen oder eine Ekzemverschlechterung bemerken.

Empfehlung:
Keine haarigen Haustiere halten! Keine Kuscheltiere aus Tierfell!

Konsequente Allergologen gehen soweit, schon schwangeren Frauen mit Atopie im Interesse des Kindes von vermeidbaren Tierkontakten abzuraten.

Bei diesen Überlegungen sollte man bedenken, daß es schwerer ist, sich von einem liebgewonnenen Tier zu trennen, als sich gar nicht erst daran zu gewöhnen.

≡ Neurodermitis und Kleidung

Da die erkrankten Hautpartien des Atopikers vermehrt schwitzen, darf die Abdunstung des Schweißes nicht durch ungeeignete Kleidung beeinträchtigt werden. Am besten verträgt der Ekzemkranke Baumwollkleidung. Schweißhemmende Kunstfasertextilien oder juckreizsteigernde Schafwollkleidung werden nicht toleriert. Gelegentlich besteht eine Tierhaarallergie. Deshalb sollte man auf Pelzmäntel, Jakken oder Kragen aus Tierfellen verzichten, sowie auf Angorapullover. Auch grobe Stoffe, die auf der trockenen rauhen Haut des Atopikers besonders scheuern oder reiben, sollte man vermeiden. Gesteigerter Juckreiz ist die Folge.

Nach dem Waschen muß die Kleidung gründlich gespült werden, damit keine Waschmittelreste in der Wäsche zurückbleiben, die die Haut reizen könnten.

Wollhandschuhe oder Lederhandschuhe empfinden Atopiker oft als unangenehm. Gummihandschuhe bei der Hausarbeit können durch Wärmestau und Schweißhemmung das Ekzem provozieren. Am besten zieht man ungefärbte Baumwollhandschuhe darunter. Die geringe Minderung des Tastempfindens sollte bei der Hausarbeit nicht unzumutbar sein. Man schützt dafür die empfindliche Haut.

≡ Gesunde Lebensführung

Genußgifte im Übermaß und Schlafentzug wirken sich auf jedermann ungünstig aus. Der sensible Neurodermitiker leidet darunter besonders, da sich der Juckreiz und dadurch auch das Ekzem verschlechtern.

Rauchen soll über eine Schädigung der Bronchialschleimhaut vermehrt Inhalationsallergene in den Körper gelangen lassen und so zu einem Anstieg allergischer Antikörper führen.

Alkohol verstärkt den Juckreiz und provoziert Kratzattacken, die wiederum wie in einem »Teufelskreis« (s. S. 113) die Hauterscheinungen verschlechtern, ganz abgesehen von einer möglichen leberschädigenden Wirkung, die sich ebenfalls ungünstig auf Juckreiz und Ekzem auswirkt.

Tab. 9   Weitere Tips

– Notieren Sie, was aus Ihrer Sicht die Hauterscheinungen verschlechtert (Ärger, Schwimmbadbesuch, Klimafaktoren, Nahrungsmittel, sportliche Aktivitäten, Wollpullover, etc.). Zeigen Sie diese Aufzeichnungen Ihrem Arzt. Er wird sie aufmerksam durchsehen und in seinem Behandlungsplan berücksichtigen.

– Seien Sie kein Perfektionist. Wir wissen, daß Neurodermitispatienten an sich selbst hohe Anforderungen stellen und alles übergenau und pünktlich erledigen wollen.

– Lassen Sie sich nicht provozieren. Bleiben Sie gelassen, wenn andere Sie scheinbar ärgern wollen.

– Nicht immer Recht haben wollen (auch wenn Sie Recht haben), denken Sie sich Ihren Teil.

– Lernen Sie Entspannungsübungen wie *autogenes Training, Yoga*, wenn Sie meinen, daß Sie sich zu leicht aufregen. Lehrgänge werden in Volkshochschulen angeboten.

– Vermeiden Sie Schlafentzug, Genußgifte (Alkohol, Nikotin, Kaffee im Übermaß).

– Denken Sie positiv! Suchen Sie nicht immer nur das Negative. Jedes Ding hat 2 Seiten. Eine davon ist mit großer Wahrscheinlichkeit positiv.

– Nehmen Sie teil am gesellschaftlichen Leben. Halten Sie sich vor Augen, daß bei der Häufigkeit der Neurodermitis Ihr Gegenüber bei der Party möglicherweise auch betroffen ist.

Neurodermitis und Psyche

Haut und Psyche sind eng miteinander verbunden. Das zeigt sich schon an gewissen Redensarten: Es geht einem »unter die Haut«, er hat ein »dickes Fell«, vor »Schreck erblaßt«, vor »Scham rötet« sich die Haut. Mit Hautkrankheiten verbinden sich Begriffe wie »ausgestoßen«, »aussätzig«, »ansteckend«.

Während Erkrankungen an den inneren Organen dem Patienten oft erst spät oder manchmal gar nicht bewußt werden, zeigen sich Hautveränderungen sofort in aller Deutlichkeit auch den Mitmenschen. Denn im täglichen Leben, beim Einkaufen, beim Stadtbummel, auf gesellschaftlichen Veranstaltungen, beim Schwimmbadbesuch stellt die Haut als »Organ des ersten Eindrucks« die erste Kontaktfläche in der Begegnung mit anderen Menschen dar. Eine Tapete, die nach Ansicht nicht weniger Menschen sauber, unbeschädigt, notfalls »gut getüncht« aussehen muß, damit ihr Träger von der Gesellschaft nicht isoliert wird.

Von ihrer Umgebung können Ekzematiker nur wenig Verständnis erwarten. Denn in der Reklame erscheinen aktive, braungebrannte Menschen mit intakter Haut, die eigene äußerliche Unzulänglichkeiten noch offenkundiger erscheinen lassen. So ist es nicht verwunderlich, daß jemand mit »unreiner« Haut als abstoßend und unsympathisch empfunden wird, während man z. B. einer gut aussehenden jungen Frau automatisch auch gute Charaktereigenschaften zuschreibt (sog. Halo-Effekt).

Wie sehr die Psyche bei manchen Ekzemkranken mitbetroffen ist, zeigt sich darin, daß sie gelegentlich auch dann noch seelisch leiden, wenn die Hauterscheinungen abgeheilt sind. Ihre besondere Situation veranlaßt die Patienten nicht selten, sich abzukapseln, die Gemeinschaft mit anderen Menschen zu meiden. Gelegentlich depressiv verstimmt, reagieren sie manchmal verhalten aggressiv.

Einige Atopiker sind so verzweifelt, daß sie auch mit starken Medikamenten behandelt werden möchten, die der Arzt ohne Berücksichtigung der seelischen Ausnahmesituation wegen möglicher Nebenwirkungen nicht verordnen würde.

In Deutschland haben sich Prof. RECHENBERGER, Prof. BOSSE, Prof. SCHRÖPL und Dr. GIELER besonders eingehend mit den Zusammenhängen zwischen Neurodermitis und Psyche beschäftigt.

≡ Einfluß psychischer Faktoren auf die Neurodermitis

Schon der Name »*Neuro*«-dermitis weist auf Zusammenhänge zwischen dem atopischen Ekzem und dem Nervensystem hin. Es besteht kein Zweifel daran, daß auch psychische Faktoren den Verlauf des atopischen Ekzems im positiven wie auch negativen Sinn beeinflussen können.

So berichten Patienten immer wieder, daß sich ihr Ekzem nach Ärger oder »Streß« (z. B. Eheprobleme, »Examensstreß«) verschlechterte oder dadurch gar ein neuer Krankheitsschub ausgelöst wurde. Andererseits scheint beispielsweise die entspannte Atmosphäre während eines erholsamen Urlaubs (neben der Klimaumstellung) auch die Abheilung der Neurodermitis fördern zu können.

Jedoch stellt das atopische Ekzem keinesfalls eine psychische Erkrankung dar. Auch findet sich in der Persönlichkeitsstruktur des Atopikers, wie wir noch sehen werden, keine Auffälligkeit im Vergleich zu anderen Hauterkrankungen. Wenn also bei einer Reihe von Ekzemkranken psychische Einwirkungen von Bedeutung sind, dann lediglich als *ein Faktor neben anderen*, sozusagen als ein mehr oder weniger gewichtiges Steinchen im Mosaik der ekzemauslösenden Faktoren (s. S. 31).

≡ Der »Teufelskreis« der Neurodermitis

Unansehnliche Ekzemherde, die für jeden sichtbar an der Haut, dem »Organ des ersten Eindrucks«, ablaufen, verletzen die Psyche der Betroffenen. Die traumatisierte Seele wiederum steigert den Juckreiz, der zum Kratzen verleitet. Das Kratzen verstärkt das Ekzem, der verschlechterte Hautzustand beeinträchtigt wiederum die psychische Si-

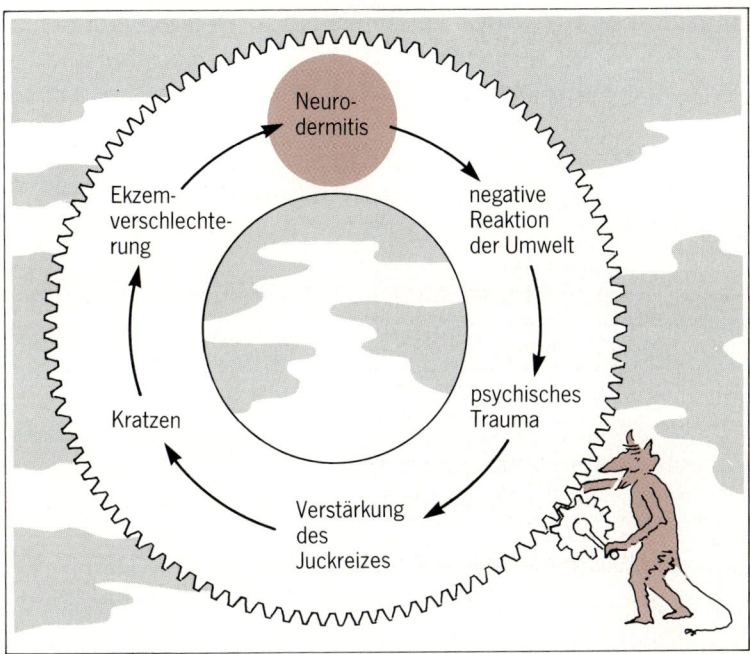

Abb. 43   Der »Teufelskreis« der Neurodermitis

tuation. So entwickelt sich ein regelrechter »Teufelskreis« (Abb. 43), aus dem es ohne ärztliche Hilfe keinen Ausweg gibt.

Der erfahrene Arzt kennt diese Zusammenhänge sehr genau. Er weiß, welchem Leidensdruck seine Atopiker ausgesetzt sind. Er wird alles daransetzen, diesen »Teufelskreis« bei seinen prophylaktischen und therapeutischen Maßnahmen zu durchbrechen.

Der Neurodermitiker und seine Umgebung

Immer wieder berichten Patienten mit atopischem Ekzem, daß sie vom Bademeister aus der Badeanstalt gewiesen wurden, weil dieser fälschlicherweise annahm, die Neurodermitis sei ansteckend. Schulkinder werden gelegentlich wegen ihrer Ekzemherde vom Sport freigestellt. Nicht selten tadelt man sie, weil sie übernächtigt und nervös nach

»durchkratzter« Nacht dem Unterricht nicht folgen können. Wenig informierte Eltern verbieten ihren Kindern den Umgang mit dem ekzemkranken Schulfreund aus unberechtigter Angst vor Ansteckung.

Diese Zurückweisungen und Frustrationen im täglichen Leben wirken sich auf die Psyche der Betroffenen, die unter ihren juckenden Hauterscheinungen schon genug leiden, verheerend aus.

An dieser Stelle müssen wir Hautärzte uns fragen lassen, ob es nicht auch unsere Aufgabe ist, zusätzlich zu unseren Patienten auch bestimmten Berufsgruppen wie Lehrern, Schwimmeistern oder Kindergärtnerinnen ein Basiswissen über diese Ekzemkrankheit zu vermitteln, damit in Zukunft vermeidbare psychische Alterationen unserer Patienten unterbleiben. Sinnvollerweise müßte diese dermatologische Information in den Ausbildungsgang eingeplant werden.

Aber Fehlreaktionen aus der näheren Umgebung beeinträchtigen nicht nur die Ekzemkranken. Ihr Leidensdruck wirkt auch zurück auf wichtige Bezugspersonen wie die Mutter, den Vater, Geschwister, Klassenkameraden oder den Arzt. Hier hilft nur viel Verständnis!

So lautet ein wichtiger Rat, den man Eltern eines Neurodermitis-Kindes geben kann:

Sie wissen, welche vielfältigen Zurückweisungen Ihr Kind im täglichen Leben wegen seiner sichtbaren Ekzemherde erfährt! Zeigen wenigstens Sie ihm, daß die Hauterscheinungen Sie nicht stören, daß Sie seine kranke Haut gern berühren! Streicheln Sie Ihr Kind, cremen Sie es liebevoll ein! Nehmen Sie sich dafür viel Zeit! Hektisches Herumreiben verstärkt eher den Juckreiz, als daß es lindert!

Als aufmerksame Mutter werden Sie auch bei Ihrem Arzt kleine Gesten dieser Art bemerken: Er wird Ihrem Kind vielleicht während der Konsultation oder beim Verabschieden über die Haare streicheln oder es in den Arm nehmen. Denn Ihr Arzt weiß, eine solche kleine Geste bewirkt oft mehr als manches Medikament.

≡ Persönlichkeitsstruktur des Neurodermitikers

Wenn wir, lieber Leser, an dieser Stelle ein wenig die Persönlichkeit des Neurodermitis-Patienten ausloten wollen, dann nur, um daraus praktische Hinweise ableiten zu können, die Ihnen helfen, schädliche psychische Auswirkungen auf ihr Ekzem zu vermeiden.

Manche Wissenschaftler bezeichnen das Kind mit Neurodermitis als unruhig und nervös. Es kann angeblich in der Schule nicht stillsitzen und sich konzentrieren. Das erscheint auch dem Nichtpsychologen verständlich, findet es doch wegen des heftigen Juckreizes nachts kaum Schlaf.

Nach aktuellen Untersuchungen der Professoren RING und PALOS sind Kinder mit atopischem Ekzem genausoviel oder -wenig »neurotisch« wie andere hautkranke Kinder. Allerdings sollen Atopiker leichter auf angstauslösende Situationen ansprechen.

Der erwachsene Neurodermitiker ist nach Prof. SCHRÖPL angeblich ehrgeizig, karrierebewußt, stellt hohe Anforderungen an sich selbst, neigt zum Nörgeln, sucht Fehler gern bei anderen. Er ist unsicher, läßt sich vom Ehepartner beherrschen, glaubt sich leicht ungerecht behandelt.

Nach Prof. I. RECHENBERGER bewegen sich die Ekzematiker »auf einem schmalen Grat zwischen Anklammerungsbedürfnis und Flucht vor der Nähe. Sie wollen versorgt werden und lehnen sich dagegen auf«.

≡ Eltern-Kind-Beziehung

Unter den Hautärzten existiert der Begriff »Neurodermitiker-Mutter«. Damit ist gemeint, daß nicht nur das erkrankte Kind leidet, sondern sich dieser Leidensdruck verständlicherweise auch bei der Mutter äußert. Ja, ich glaube, auch wir Hautärzte, die täglich eine Reihe von Atopikern behandeln, bleiben vom Leiden unserer Patienten nicht unbeeindruckt, so daß man, wenn man schon von der »Neurodermitiker-Mutter« spricht, mit derselben Berechtigung auch vom »Neurodermiti-

ker-Arzt« sprechen könnte. Jedenfalls treten auf mancher Dermatolo-
gentagung zum Thema Neurodermitis in der Diskussion überraschende
Emotionen zu Tage.

Nach Prof. SCHRÖPL neigen die Eltern dazu, ihr Kind zu bevor-
munden. Angeblich geschähe dieses aufgrund elterlicher Ängste. Diese
Reglementierungen schränkten aber die Handlungsmöglichkeiten des
Kindes ein. Das eingeengte Kind verschaffe seiner Spannung durch
Kratzen Luft. Gerade die Neurodermitiker-Mutter neige dazu, ständig
Angst zu haben, dem Kind könne etwas passieren. Sie lasse dem Kind
übertriebene Fürsorge angedeihen, während dieses wiederum in auffäl-
liger Weise dazu neige, »am Rockzipfel der Mutter zu hängen«.

Nach aktuellen Untersuchungen der Wissenschaftler RING, PA-
LOS und ZIMMERMANN zeigten sich Mütter von Kindern mit atopischem
Ekzem »unspontaner«, »beherrschter« und »weniger emotional«. Sie
wirkten kontrolliert, seien nicht leicht aus der Fassung zu bringen. Sie
verhielten sich betont gewissenhaft. Dagegen zeigten die Väter atopischer Kinder keine Unterschiede zum Normalkollektiv, ließen jedoch
eine größere »Reizbarkeit« erkennen. Die mütterliche Zuneigung spielte
sich überwiegend rational in Hygieneritualen oder leistungsbezogenen
Bereichen ab, wobei das Kind gern in die Rolle des erwachsenen Part-
ners gedrängt würde.

Prof. RING fand jedoch nur selten »ablehnende«, »überprotekti-
ve« Mütter. In der Mehrzahl sind die Mütter gewissenhaft darum bemüht, dem Kind Zuwendung zu geben, können aber ihre Gefühle nur
distanziert über Pflegemaßnahmen bzw. über schulische Betreuung
oder materielle Geschenke ausdrücken.

Bei diesen wissenschaftlichen Ergebnissen muß man natürlich
fragen, ob die auffälligen Befunde die Ursache oder lediglich die Folge
der kindlichen Ekzemkrankheit darstellen. Denn daß eine Mutter nicht
unbeteiligt bleibt, wenn sie ihr Kind leiden sieht, ist wohl selbstver-
ständlich. Außerdem ist sie zeitlich und psychisch durch das Ekzem des
Kindes gewöhnlich erheblich mehr belastet als der berufstätige Vater.

≡ Rat für die Eltern

Die hier besprochene Problematik soll Sie, liebe Eltern, über die psychische Situation Ihres Ekzemkindes informieren und Sie veranlassen, Ihre Beziehung zu ihm zu überdenken. Behüten Sie es vielleicht zu sehr? Trauen Sie ihm möglicherweise zu wenig zu? Lassen Sie es nicht selbständig werden?

Wenn Sie meinen, daß hier etwas zu ändern wäre, dann handeln Sie. Niemals jedoch sollten Sie sich von irgendeinem Therapeuten ein schlechtes Gewissen einreden lassen, Sie seien Schuld am Ekzem Ihres Kindes! Derartige Schuldzuweisungen äußern nur wenig erfahrene Therapeuten.

Die für die Umwelt sichtbaren Hauterscheinungen des Ekzems beeinträchtigen verständlicherweise bei vielen Eltern die Freude an ihrem Kind. Vermeiden Sie unbedingt, ein Gefühl der Enttäuschung auf Ihr Kind zu übertragen.

Bei der Prophylaxe und Therapie der Neurodermitis müssen psychische Faktoren mitberücksichtigt werden, da sie u. U. einen wichtigen, vielleicht sogar den bedeutsamsten Auslösefaktor der Ekzemkrankheit darstellen können. Überlegen Sie also vor dem Arztbesuch, ob derartige Faktoren bei Ihrem Kind in Frage kommen könnten. Machen Sie sich evtl. Notizen, die Sie in die Sprechstunde mitnehmen.

Der Arzt wird geduldig zuhören, wenn Sie diese Probleme schildern. Denn er weiß, daß schon allein das Aussprechen dieser Sorgen Sie vom Leidensdruck befreit. Er wird deshalb nicht ungehalten werden, wenn Sie bei dieser Gelegenheit Ihrem Herzen einmal »Luft« verschaffen.

Sollten zu viele Patienten warten, so wird er Ihnen, um mehr Zeit und Ruhe zu haben, einen anderen Termin für das ausführliche Gespräch geben.

In manchen Fällen wird Ihr Arzt aufgrund seiner Ausbildung nicht in der Lage sein, Ihnen bei der Lösung Ihrer Probleme allein zu helfen. Er wird Ihnen dann raten, einen Spezialisten aufzusuchen. Diese Empfehlung stellt keine Zurückweisung dar. Sie dient dazu, alle Möglichkeiten einer Hilfestellung auszuschöpfen.

Zum Schluß empfehle ich mit Prof. RING: Nehmen Sie die Dinge insgesamt etwas lockerer. Sie wissen doch, in 97% heilt die Neurodermitis bis zum 30. Lebensjahr ab.

Neurodermitis in Frage und Antwort

Wichtige Fragen zum Thema Neurodermitis sollen an dieser Stelle in verkürzter Form besprochen werden. Wo nötig, wird auf die entsprechenden Stellen im Text verwiesen.

? *Ist die Neurodermitis heilbar?*

Wie wir gehört haben, heilt die Neurodermitis in 97% der Fälle bis zur Beendigung des 3. Lebensjahrzehnts ab, bei den meisten Patienten schon nach der Pubertät. Den genauen Abheilungszeitpunkt kann der Arzt im Einzelfall nicht vorhersagen.

Ein spezielles Medikament oder eine Diät, die für alle Zukunft das Ekzem beseitigen, gibt es nicht. Versteht man jedoch – nicht ganz korrekt – unter Heilung Symptomfreiheit, so kann man durch eine mehr oder weniger eingreifende Therapie das Ekzem durchaus beseitigen, heute besser als je zuvor. Denn nie hatte man mehr und bessere Behandlungsmöglichkeiten. Allerdings kann das Ekzem gelegentlich wieder auftreten.

? *Wenn der Arzt keine dauerhafte Heilung der Neurodermitis vorhersagen kann, welchen Sinn hat dann überhaupt eine Behandlung?*

Das Bestreben der Behandlung zielt darauf ab, das Ekzem, den Juckreiz und die weiteren Beschwerden zu beseitigen, damit Sie mit gesunder Haut leistungsfähig und psychisch unbeeinträchtigt am täglichen Leben teilnehmen können. Bei regelmäßiger Betreuung durch den Spezialisten ist es möglich, Sie weitgehend erscheinungsfrei zu halten, bis letztlich die Ekzembereitschaft von allein abklingt. Die ärztliche Kunst liegt darin, diesen Zeitpunkt mit möglichst wenig und nebenwirkungsarmen Medikamenten zu erreichen, das heißt, je milder die Präparate und je kürzer man sie benötigt, umso besser.

? *Ist nach Abheilen des Ekzems das Problem »Neurodermitis« ein für alle Male beseitigt?*

Leider nein! Denn einerseits bedarf die trockene Haut weiter einer individuellen Reinigung und Pflege, sonst kommt es zum Rückfall. Andererseits können auch nach dem Abklingen der Hauterscheinungen Heuschnupfen oder allergisches Asthma weiterbestehen oder auftreten.

Empfehlung:
Auch nach dem Abklingen des Ekzems muß die Haut weiterhin sinnvoll gereinigt und gepflegt werden, damit es nicht zum Rückfall kommt! (s. S. 85).

? *Manche Patienten berichten, daß nach der Behandlung ihres Ekzems Asthma aufgetreten sei. Ist das auf die Behandlung zurückzuführen?*

Für diese Beobachtung mancher Atopiker gibt es keine wissenschaftliche Erklärung.

Auf keinen Fall sollten derartige Einzelbeobachtungen dazu führen, daß eine notwendige Ekzembehandlung unterbleibt.

? *Impfungen bei der Neurodermitis. Gibt es Einschränkungen?*

Für die Pockenschutzimpfung beim Atopiker gilt der Grundsatz: Keine Impfung, solange ein Ekzem besteht. Diese Vorsichtsmaßnahme beruht darauf, daß bei der verminderten Abwehrsituation des Neurodermitikers auf der ekzematisierten Haut eine unkontrollierte Ausbreitung der Viren möglich ist (Eczema vaccinatum, s. S. 66). Dabei handelt es sich um eine schwerwiegende Komplikation. Seit einigen Jahren ist die Pockenimpfpflicht in der Bundesrepublik aufgehoben.

Nach Masern-, Mumps- oder Rötelnimpfung kann es gelegentlich zu einer Verschlechterung der Neurodermitis kommen, ebenso nach Grippe-, Tollwut-, Frühsommer-Hirnhautentzündungs-, Tetanus- oder Diphterie-Impfung.

Bei diesen unerwünschten Reaktionen handelt es sich entweder um Unverträglichkeiten auf Hühnereiweiß (manche Krankheitserreger werden bei der Herstellung der Impfstoffe auf Hühnerembryonen angezüchtet), zugefügte Antibiotika, Konservierungsstoffe oder um nichtallergische Phänomene.

Der Arzt wird alle notwendigen Impfungen auch beim Atopiker durchführen, aber nicht während eines Ekzemschubes, sondern in einer weniger akuten Phase. Wenn er befürchtet, daß eine Allergie auf Bestandteile des Impfstoffes besteht, hat er die Möglichkeit, vor der Impfung einen Allergietest zur Prüfung der Verträglichkeit durchzuführen.

? *Können Frauen mit Neurodermitis Schmuck tragen?*

Nickelekzeme treten bei Atopikern häufiger auf als bei Nichtatopikern (s. S. 81). Da Nickelionen in vielen Metallen enthalten sind, empfiehlt es sich, *vermeidbare Metallkontakte zu vermeiden, damit man durch die unvermeidbaren* (Münzen, Besteck etc.) *nicht krank wird.* Besonders Modeschmuck sollte nicht direkt auf der Haut getragen werden. Hochkarätiges Gelbgold wird meist besser vertragen. Auf Ohrringe sollten Frauen mit Neurodermitis ganz verzichten, auch, weil gerade am Ohrläppchenansatz besonders häufig eine Ekzematisierung entsteht.

Möchte man auf keinen Fall auf Schmuck verzichten, so kann man ihn evtl. über Bluse oder Pullover tragen.

? *Nach dem Schwimmbadbesuch klagt meine Tochter über vermehrten Juckreiz und Trockenheit an der Haut. Ist dies eine Chlorallergie?*

Meistens nicht. Bei der immer wieder vermuteten »Chlorallergie« handelt es sich in Wirklichkeit um eine Schädigung des sowieso schon beeinträchtigten »Wasser-Lipid-Mantels« der Haut durch das Herausspülen des schützenden Hauttalges aus der Haut. Entsprechende Beschwerden treten auch nach zu intensivem Duschen und Baden mit ungeeigneten Dusch- und Badezusätzen auf (s. S. 57).

Allerdings kann es neben der Austrocknung auch gelegentlich zusätzlich zu einer direkten Reizung der Haut durch das Wasserdesinfektionsmittel kommen. Dabei handelt es sich jedoch nicht um eine allergische Reaktion im engeren Sinne.

? *Kann mein Kind mit Neurodermitis am Schulschwimmen teilnehmen?*

Wenn keine großflächige, ausgeprägte Ekzematisierung oder Vereiterung bzw. Pilzbefall vorliegt, ist gegen gelegentlichen Schwimmbadbesuch etwa 1× in der Woche beim Schulschwimmen nichts einzuwenden. Auf eine geeignete Hautpflege vor und nach dem Schwimmen ist zu achten (s. S. 107). Bei ausgeprägten Ekzemherden oder Vereiterung wird der Hautarzt Ihr Kind jedoch vom Schulschwimmen befreien, bis der Hautzustand sich gebessert hat. Bei diesem Vorgehen braucht Ihr Kind auch keine Konflikte mit dem Bademeister oder Hänseleien durch Klassenkameraden zu befürchten.

? *Mein Kind möchte in einen Schwimmklub eintreten. Kann ich ihm zuraten?*

Intensives, mehrstündiges Schwimmtraining täglich in einem Schwimmverein kann auch bei abgeheilter Haut einen neuen Ekzemschub auslösen, vor allem in der kühlen Jahreszeit (s. S. 107). Langdauernder Wasserkontakt mit Herausspülen des spärlichen schützenden Hauttalges und eine zusätzliche Reizung durch Wasserdesinfektionsmittel können sich in der schwülen Schwimmhallenatmosphäre negativ auf den Hautzustand auswirken.

Man sollte einen Versuch wagen. Kommt es bei begleitender sinnvoller Hautpflege nicht zum Ekzemschub, dann sollte Ihr Kind die körperliche Ertüchtigung durch das Schwimmen nutzen.

? *Meine Ekzemkrankheit ist schon seit Jahren verschwunden. Trotzdem empfinde ich beim Schwitzen, nach Sport oder körperlicher Anstrengung einen unangenehmen Juckreiz, vor allem am Hals. Auch zeigt sich dort eine Rötung, wenn ich scheuere. Worauf ist dies zurückzuführen?*

Heute weiß man, daß auch nach Abheilung des Ekzems die Neigung dazu in geringem Ausmaß erhalten bleibt. Der von Ihnen beschriebene Juckreiz ist ein typisches Überbleibsel und diskreter Ausdruck der Ekzemneigung. Übrigens kann ein derartiger Juckreiz auch durch Wollkontakt oder durch psychischen Streß hervorgerufen werden. Auch die Rötung nach dem Scheuern und Kratzen ist in diesem Sinne zu sehen.

Als Ursachen werden neuro-vegetative Faktoren oder eine allergische Reaktion auf einzelne im Schweiß enthaltene Substanzen diskutiert.

? *Gibt es für mich als Neurodermitispatientin Einschränkungen bei der Auswahl der Antibabypille?*

Die in den »Antibabypillen« enthaltenen weiblichen Sexualhormone können die trockene Haut der Atopikerin u. U. noch etwas trockener machen, da sie die Talgbildung bremsen. Präparate, die neben Östrogenen noch sog. Antiandrogene, z. B. Cyproteronacetat (stärker wirkend) oder Chlormadinonacetat (schwächer wirkend), enthalten, vermindern den Talgfluß deutlich.

Besprechen Sie dieses Problem mit Ihrem Frauenarzt. Teilen Sie ihm mit, daß Sie unter einer Neurodermitis leiden. Dann wird er Ihnen ein geeignetes Präparat verordnen, das die geschilderten Auswirkungen nicht hat.

? *Woher stammt der Begriff: »Milchschorf«? Hängt er mit einer*
Milchallergie zusammen, auf die manche die Neurodermitis zu-
rückführen?

Der Begriff »Milchschorf« ist die Beschreibung der gelblich-
braunen Auflagerungen auf der Kopfhaut des Säuglings, die an ange-
brannte Milch erinnern. »Milchschorf« hat mit einer Milchallergie primär nichts zu tun. So kommt es vor, daß manche Mutter, ohne dieses
Problem ausführlich mit dem Arzt besprochen zu haben, die wertvolle
Milch aus der Ernährung des Kindes streicht. Dies ist nicht unproblematisch, da in der Milch lebenswichtige essentielle Aminosäuren, d. h.
Eiweißbausteine und andere notwendige Nährstoffe enthalten sind. Ohne sie kann sich gerade das wachsende Kind nicht entwickeln. Gedeih-
und Wachstumsstörungen, Vitaminmangelsyndrome und auch Schilddrüsenfunktionsstörungen können die Folge einer ungezielten Milchka-
renz sein.

Allerdings kommt tatsächlich auch einmal eine echte Kuhmilchallergie (s. S. 96) vor, die aber durch die Vorgeschichte, Allergieteste, durch spezielle Antikörperbestimmung im Blut (sog. RAST-Test)
und durch sog. Karenz- und Expositionsversuche nachgewiesen werden
muß. Bei Bestätigung des Verdachtes sollte die Kuhmilch abgesetzt
werden und durch Sojamilch ersetzt werden (s. S. 98), wenn diese vertragen wird.

? *Ist eine Ernährungsumstellung bei der Neurodermitis immer*
sinnvoll?

Immer, nein. Sie kann aber einmal notwendig sein, wenn eine
Nahrungsmittelallergie durch entsprechende Untersuchungen festgestellt worden ist (s. S. 95). Sicher allergieverursachende Nahrungsmittel
sollten dann weggelassen werden (häufige Nahrungsmittelallergene s.
S. 93).

Insgesamt muß man sagen, daß Nahrungsmittelallergien beim
atopischen Ekzem relativ selten von Bedeutung sind (ca. 10%). Daneben
gibt es Hinweise darauf, daß Genußmittel wie Kaffee, Alkohol, Cola-
Getränke den Juckreiz verstärken und damit das Ekzem verschlechtern.

? *Gibt es eine Neurodermitis-Diät, die für jeden Atopiker geeignet ist?*

Leider nein! Eine pauschale Neurodermitis-Diät gibt es nicht, kann es auch nicht geben, denn, wenn selten einmal Nahrungsmittel beim atopischen Ekzem ausschlaggebend sind, dann sind es möglicherweise bei jedem Patienten andere. Eine sinnvolle Neurodermitis-Diät muß absolut individuell zusammengestellt sein und kann erst nach gezielter Allergiediagnostik (s. S. 95) empfohlen werden.

? *Von manchen Therapeuten werden doch spezielle Diäten empfohlen, die das Ekzem beseitigen sollen. Was ist davon zu halten?*

Wenig! Denn zunächst einmal ist die Neurodermitis nicht einfach nur eine allergische Reaktion auf ein bestimmtes Nahrungsmittel. Dann gäbe es heute keine Neurodermitis mehr! Zum anderen kann kein erfahrener und korrekter Therapeut bei diesem Ekzem ein Heilungsversprechen geben oder eine Heilungsvorhersage machen.

Eine Diät hat bei der Neurodermitis nur Sinn, wenn bestimmte Voraussetzungen gegeben sind (s. S. 96).

? *Welche Getränke sind für mich als Atopiker geeignet?*

Atopiker verlieren über die Haut vermehrt Wasser (s. S. 42). Auch besteht bei ihnen eine Störung der Schweißsekretion (s. S. 42). Sie haben deshalb einen erhöhten Flüssigkeitsbedarf und sollten viel trinken, mindestens 1,5 Liter am Tag.

Geeignete Getränke sind beispielsweise Mineralwasser ohne Kohlensäure (»stille Wasser«), dünner schwarzer Tee. Auch Malzkaffee wird von manchen Autoren empfohlen, andere lehnen ihn ab.

Man sollte bei diesem Thema nicht »päpstlicher sein, als der Papst«. Probieren Sie aus, ob das geliebte Täßchen Kaffee (vielleicht nicht allzu stark) oder das Glas Fruchtsaft tatsächlich eine Ekzemverschlechterung bewirken. Ist dies nicht der Fall, so verzichten Sie nicht auf diese kleinen Lebensfreuden.

Alkohol sollten Sie aber meiden. Er kann den Juckreiz verstärken und einen Neurodermitisschub regelrecht provozieren.

? *Mein 4jähriger Sohn soll wegen seiner Neurodermitis zur Kur geschickt werden. Welche Anwendungen sind für ihn sinnvoll?*

Entscheidend für die Gesundung der Haut Ihres Sohnes ist die Klimaumstellung, die sich an der See, im Hochgebirge über 1500 m oder im südlichen Meeresklima (z.B. Mittelmeer, im Winter auch auf den Kanarischen Inseln) besonders positiv auswirkt. Leider tritt nicht in jedem Fall eine Abheilung des Ekzems ein.

Sonne, Wärme, Baden im Salzwasser, frische Luft und Kältegewöhnung mit positiver Umstimmung des vegetativen Nervensystems dürften die entscheidenden Klimaeffekte sein. Schwimmen im Meer, danach mit noch nasser Haut ein Sonnenbad (Balneo-Fototherapie, s. S. 102) sind besonders heilsam.

Wenn die Sonne nicht scheint, ist gegen künstliche Besonnung nach ärztlicher Anweisung nichts einzuwenden. Gut gegen die Neurodermitis wirken UVA-Strahlen (UVA-PUR Behandlung, s. S. 136). Auch Meerwasserhallenbäder können genutzt werden, Baden im Freien ist aber vorzuziehen.

Meeresschlickbäder sollten bei stark ekzematisierter Haut vermieden werden, da eine Ekzemvereiterung eintreten kann (s. S. 102). Nach Besserung des Ekzems sind sie dann wieder möglich.

? *Sollte der Neurodermitiker lieber in einem kühlen oder warmen Raum schlafen?*

Besser ist ein ungeheiztes Schlafzimmer. Einerseits verstärkt Wärme den Juckreiz, auch zu warmes Bettzeug. Andererseits werden durch die Heizung im Schlafzimmer Stauballergene aufgewirbelt, die bei entsprechend sensibilisierten Atopikern gelegentlich Augenjucken, Niesreiz, Atembeschwerden oder möglicherweise auch eine Ekzemverschlechterung verursachen können.

Therapie der Neurodermitis

≡ ## Individuelle Ekzemprophylaxe

Basis jeder Neurodermitis-Therapie ist die gezielte Ekzemprophylaxe. Dazu gehören neben

- umfassender Patienteninformation (Sprechstunde, Literatur, Neurodermitisvereinigungen, Selbsthilfegruppen, Neurodermitis-Seminare ambulant und in der Klinik),
- die sinnvolle Reinigung und Pflege der trockenen, empfindlichen Haut (s. S. 85),
- das Ausschalten ekzemauslösender Faktoren (s. S. 31) und, wann immer möglich,
- das Nutzen günstiger Klimaeinflüsse (s. S. 99).
- Bei erheblicher psychischer Beanspruchung im Beruf oder im Privatleben sind zur Ekzemprophylaxe regelmäßige Entspannungsübungen, beispielsweise autogenes Training, besonders hilfreich.

Diese erste »Stufe« der »Stufentherapie« der Neurodermitis ist gleichzeitig auch für den Patienten die höchste, erfordert sie doch seine aktive Mitarbeit.

≡ ## »Stufentherapie« der Neurodermitis

Leider gibt es kein Medikament, das neben den aktuellen Hauterscheinungen auch die anlagebedingte Ekzemneigung für immer beseitigt (Abb. 44, 45). Die Symptome können allerdings durch eine auf den Einzelfall abgestimmte, vorsichtige Behandlung zur Abheilung gebracht oder zumindest gelindert werden. Der Patient sollte aber bedenken, daß auch nach der Abheilung des Ekzems jederzeit ein Rückfall, besonders nach Erkältungskrankheiten, Streß oder anderen ekzemauslösenden Einwirkungen (s. S. 31), möglich ist und daß seine wiedergenesene Haut im erscheinungsfreien Intervall anders gepflegt werden muß als beim Nichtatopiker (s. S. 88).

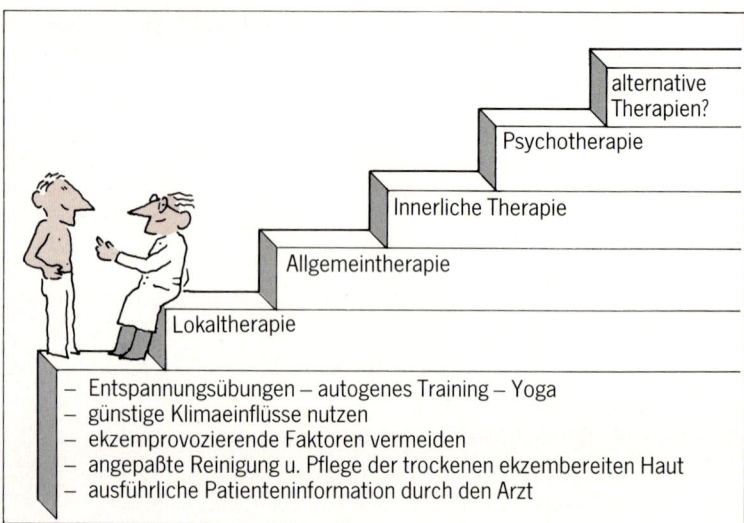

Abb. 44   Die »Stufentherapie« der Neurodermitis – Treppe zu heiler Haut

Die ärztliche Kunst liegt bei der Behandlung dieser Ekzem-krankheit darin, durch eine möglichst vorsichtige Medikation die Haut erscheinungsfrei zu bekommen. Dabei wird der Arzt bei geringfügigen Hauterscheinungen besonders mild, bei starkem Juckreiz und ausge-prägten Ekzemherden auch einmal stärker behandeln müssen (»Stufen-therapie«).

Für Hautarzt und Patient gilt:
Behandeln, nur wenn man muß, pflegen und vorbeugen, solange man kann.

Dabei wird sich der Arzt nach folgenden Behandlungsprinzi-pien richten:

— Die Therapie orientiert sich am aktuellen Hautzustand.
— Sie erfolgt so milde und kurz wie möglich, aber so intensiv und lang wie nötig.
— Das Alter des Patienten und die Lokalisation der Ekzemherde werden zur Vermeidung von Nebenwirkungen mitberücksich-tigt.

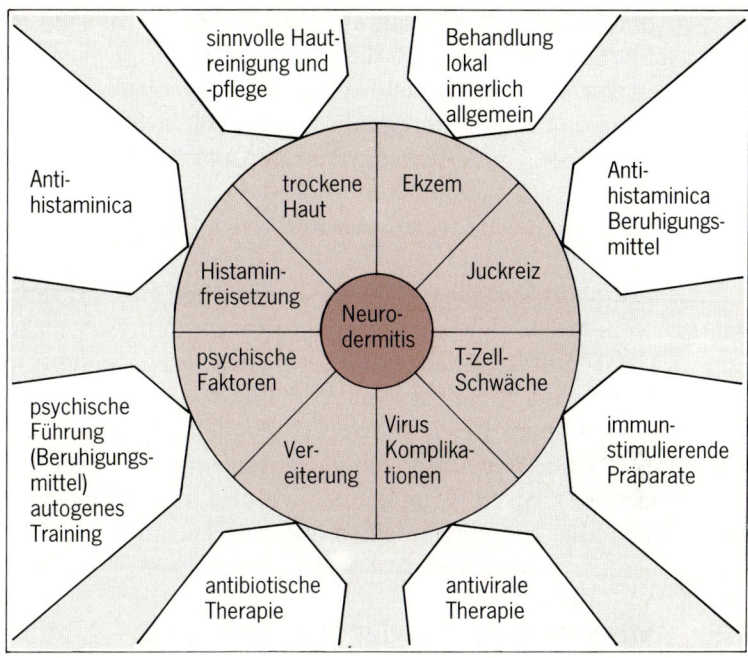

Abb. 45   Neurodermitis-Therapie »nach Maß«

≡ Therapie ambulant oder stationär?

Die Mehrzahl der Betroffenen wird ambulant behandelt. Die stationäre Therapie bleibt schweren Fällen vorbehalten, bei denen evtl. auch ein Milieuwechsel notwendig erscheint. Spezielle Kurkliniken an der See oder im Hochgebirge bieten zusätzlich die Möglichkeit der Klimatherapie (s. S. 147).

Bedenkt man, daß die Ekzemkranken ihr Leben nicht in der Klinik verbringen, sondern täglich mit ihrem Hautleiden zurechtkommen müssen, dann ist es sinnvoll, die Zeit des stationären Aufenthalts auch für die umfassende Information der Betroffenen über ihr Ekzemleiden zu nutzen. Die therapeutischen Bemühungen der Klinikärzte beschränken sich deshalb heutzutage nicht mehr nur auf die Beseitigung der Hauterscheinungen. Sie beinhalten auch Informationsveranstaltungen zur allgemeinen Gesundheitserziehung und das Erlernen von Entspannungsübungen, z. B. des autogenen Trainings.

Solche Patienten-Seminare zur Neurodermitis sind nach eigener Erfahrung aber auch ambulant durchzuführen. Der Wunsch nach derartigen Veranstaltungen ist bei den Atopikern groß. Wir Dermatologen in Praxis und Klinik werden in Zukunft solche Seminare, vielleicht in Zusammenarbeit mit einem Psychologen, verstärkt anbieten.

Denn die Kernfrage unserer ärztlichen Bemühungen lautet:

Kann ein Patient mit dieser chronischen Ekzemkrankheit, die ihn u. U. vom Milchschorf im Säuglingsalter bis zum Austrocknungsekzem im Greisenalter begleitet, ohne wirklich umfassende Information im täglichen Leben zurechtkommen? Woher bekommt er diese notwendigen Informationen? Reicht die Sprechstunde hierfür wirklich aus? Ich meine, nein! Wenn wir Ärzte vom Patienten eine möglicherweise jahrelange Mitarbeit fordern, dann können wir dies nur, indem wir ihn zuvor ausreichend über sein Ekzemleiden informieren.

Wunderheiler bei der Neurodermitis – gibt's die?

Selbsternannte »Wunderheiler« kommen immer dann ins Geschäft, wenn die wissenschaftliche Medizin kein Patentrezept anbieten kann. Und ein Medikament, das die Neurodermitis ein für allemal beseitigt, gibt es leider nicht.

Immer wieder kommen Patienten in die Sprechstunde, die nach unerfüllten Heilversprechungen nichtärztlicher Therapeuten bitter enttäuscht sind. Ich erwähne diese Problematik, um den Leser vor teuren Irrwegen zu bewahren.

Seien Sie vorsichtig, wenn
- Ihnen ein Therapeut dauerhafte Heilung verspricht,
- die Behandlung teuer ist und nicht von der Krankenkasse übernommen wird,
- die Therapieempfehlungen so kompliziert sind, daß sie von vornherein gar nicht einzuhalten sind. Sie selbst sind dann »schuld«, wenn die Behandlung nicht hilft.

Bevor Sie viel Geld verlieren, erkundigen Sie sich im Zweifelsfall bei der Krankenkasse oder dem Arzt Ihres Vertrauens nach der Seriosität des Therapeuten.

Bedenken Sie: Auch wenn es kein Medikament gibt, das die Neurodermitis in wenigen Tagen für immer beseitigen kann, so waren doch noch zu keinem Zeitpunkt die Behandlungsmöglichkeiten so gut wie heute. Für den erfahrenen Arzt dürfte es möglich sein, für jeden Patienten einen individuellen Therapieplan aufzustellen, der ihm hilft.

≡ Die verschiedenen Behandlungsverfahren

Welche Behandlungsmöglichkeiten gibt es nun? Grundsätzlich unterscheiden wir:

1. die äußerliche Behandlung,
2. die innerliche Behandlung,
3. die Allgemeinbehandlung.

Daneben möchte ich kurz auf die sog. alternativen Behandlungsmethoden eingehen, die in vielen Presseberichten erörtert worden sind.

Der Arzt wird häufig mehrere Therapiewege kombinieren, um die Behandlung »nach Maß« dem aktuellen Hautbefund anzupassen.

≡ Äußerliche Behandlung

Die äußerliche Behandlung beginnt mit pflegerischen Maßnahmen, die bereits besprochen worden sind (s. S. 85). Beim Neurodermitiker ist die gewissenhafte Pflege der Haut bereits Therapie. Ein Pauschalpflegepräparat, das für jeden Atopiker »paßt«, gibt es nicht. Unangenehm riechende Cremes sollte man niemandem aufdrängen, besonders Kindern nicht. Hänseleien in der Schule nach morgendlichem Auftragen einer Teersalbe bedeuten für das Kind ein psychisches Trauma, das den Heilungsverlauf verzögern kann. Abends angewandt, stört morgens der Geruch nicht mehr.

In letzter Zeit wird viel über Pflegesalben mit **Phytosterolen** berichtet. Ob diese aus Pflanzen gewonnenen Pflegesubstanzen Vorteile im Vergleich zu den bisherigen Präparaten haben, wird die Zukunft zeigen.

Rückfettende **Ölbäder** sind günstig (Balneum Hermal-F oder Plus, Ölbad Cordes, Olatum, Balneoconzen, Prevabal, Oleobal u. a.). In seltenen Fällen werden sie aber nicht vertragen. Für Kleinkinder eignet sich auch das »Cleopatra-Bad« der Universitätshautklinik München (Prof. BRAUN-FALCO, Prof. RING): 1 Tasse Milch mit 1 Eßlöffel Olivenöl vermengen, dann ins Badewasser geben. Teerbäder lindern den Juckreiz (z. B. Balneum Hermal mit Teer, Polytar emolliens u. a.).

Für die **Haarwäsche** empfehlen sich nicht allzu austrocknende Shampoos (z. B. Hegor LP) oder teerhaltige Haarwaschmittel (z. B. Berniter, Resdan, T/Gel).

Bei Säuglingen sind zur Vorbeugung der Windeldermatitis (s. S. 68) neben häufigem Windelwechsel auch Zinköl oder weiche Zinkpaste bzw. entsprechende Kinderpasten, bei mikrobieller Überlagerung mit Vioformzusatz, geeignet.

Bei chronischen Ekzemherden, vor allem bei solchen, die mit Vergröberung des Hautreliefs (Lichenifikation) und stärkerem Juckreiz einhergehen, sind **teer-** und **ichthyolhaltige** Präparate angezeigt. Der Steinkohlenteer hat jedoch den Nachteil, daß er die Haut gegenüber dem Sonnenlicht empfindlich macht. Daneben stört, wie gesagt, der unangenehme Geruch.

Abschuppende **salicylsäurehaltige** Präparate können gelegentlich günstig wirken, nicht selten aber die Haut auch reizen.

Thesit ist ein juckreizstillender Wirkstoff. In Lotionen, Cremes oder Salben kann er den oft heftigen Juckreiz durch seinen angenehm kühlenden Effekt lindern. Er wirkt jedoch nicht direkt gegen das Ekzem.

Auch **Harnstoffcremes** wirken juckreizlindernd. Sie binden Feuchtigkeit in der trockenen Haut des Ekzematikers und machen sie durch ihren Fettanteil geschmeidig. Sie eignen sich besonders zur Ekzemprophylaxe.

Bufexamac (Parfenac®) ist ein entzündungshemmendes Präparat, das von der Herstellerfirma als »Cortisonersatz« angeboten wird. Es hat einen interessanten Wirkmechanismus auf die Entzündungsreaktion der Haut. Tatsächlich spricht eine Reihe von Patienten gut darauf an. Doch nicht immer reicht die Wirkung aus, um das Ekzem zur Abheilung zu bringen. Für nicht allzu ausgeprägte Hauterscheinungen, zur Nach- oder Intervallbehandlung ist es vor allem bei Kindern gut geeignet. Die Akzeptanz dieses Präparates ist bei Patienten, die kein Cortison anwenden möchten, recht groß.

Kurzzeitig und nur im Ekzemschub angewandt, sind äußerliche **Cortisonpräparate** durchaus angezeigt. Bei langfristiger, konzentrierter und unsachgemäßer Anwendung können sie jedoch u. a. eine Verdünnung der Oberhaut, Streifenbildung, Aussprossen von kleinen Gefäßen, Hautausschlag und selten auch einmal allgemeine Nebenwirkungen, gerade bei Kindern, hervorrufen (s. S. 139). Durch die Intervall- oder Tandemtherapie, bei der im erscheinungsfreien Intervall eine cortisonfreie Pflegecreme (meist eine sog. Basiscreme) aufgetragen wird, lassen sich diese Nebenwirkungen vermeiden. Dabei wird man tagsüber eine weniger fette Basiscreme auswählen als zur Nacht, wo das Glänzen der Haut nicht stört.

Alle Wissenschaftler, die sich intensiv mit der Neurodermitis beschäftigen, sind sich aber darüber einig, daß bei sinnvoller und sachgemäßer Anwendung die äußerlichen Cortisonpräparate aus der Behandlung der Neurodermitis nicht wegzudenken sind. Nach Prof. STÜTTGEN sollte eine unberechtigte Verteufelung von Cortisonsalben das Leiden von Kindern nicht erhöhen.

In letzter Zeit sind Präparate entwickelt worden, die gut wirken, dabei aber nur noch geringfügige Behandlungsrisiken aufweisen (z. B. Vaspit, Delonal, Alfason, Dermatop, Teer-Linola-fett).

Da viele Ekzemkranke in der Sprechstunde Vorbehalte gegenüber einer Cortisonbehandlung äußern, werde ich die Cortisonnebenwirkungen in einem besonderen Kapitel besprechen (s. S. 138).

Schließlich spielen bei der äußerlichen Behandlung der Neurodermitis gelegentlich auch einmal **antibiotische Salben** oder Kombinationspräparate aus Antibiotika und Cortison eine Rolle, wenn eine Vereiterung der Ekzemherde eingetreten ist (s. S. 62). Dann sind auch **vioform**-haltige Zubereitungen angezeigt. Bei Pilzbefall wird der Arzt **antimykotisch** behandeln (s. S. 69).

Wichtiger Hinweis:
Bei der trockenen Haut des Atopikers sollten feuchte Umschläge, auch Abreibungen mit austrocknendem Franzbranntwein vermieden werden.

Innerliche Behandlung

Die innerliche Behandlung der Neurodermitis bleibt schweren Fällen vorbehalten. So kann die Gabe von antiallergischen und juckreizstillenden Medikamenten, wie

Antihistaminpräparaten, bei starkem nächtlichen Juckreiz notwendig werden. Leider verursachen manche dieser Präparate auch wiederum gelegentlich Müdigkeit oder beeinträchtigen sogar die Fahrtüchtigkeit. Einige Mittel haben diese Nebenwirkungen nach Angaben der Hersteller nicht (z. B. Teldane ®, Hismanal®, Omeril®). Man nimmt diese Präparate abends am besten während des Abendessens ein, damit sie wirken, bevor man zur Ruhe kommt und sich der Juckreiz durch die Umschaltung des vegetativen Nervensystems abends verstärkt. Sind die juckreizverursachenden Stoffe nämlich erst einmal aus den Mastzellen (s. S. 41) ausgeschüttet, dann helfen die Antihistaminica nicht mehr zufriedenstellend. Schichtarbeiter sollten dabei ihrem besonderen Schlaf-Wachrhythmus Rechnung tragen. Bei Kindern ist man mit der Verordnung von Antihistaminika besonders vorsichtig.

Beruhigungsmittel (sog. Tranquilizer oder Sedativa) können nötig werden, wenn psychische Provokationsfaktoren im Vordergrund stehen und ein Entspannungstraining (Autogenes Training, Yoga) noch nicht wirkt. Sie eignen sich nicht zur Dauertherapie.

Antibiotika (z. B. Erythromycin) innerlich sind bei großflächiger Vereiterung angezeigt.

Wenn irgend möglich, wird der Arzt auf die Verordnung **innerlicher Cortisonpräparate** verzichten oder sie nur bei schweren Ekzemschüben kurzzeitig für einige Tage anwenden, sozusagen als Notmedikament. Die Nebenwirkungen einer langzeitigen und unsachgemäßen Cortisontherapie haben diese Behandlungsmethode in Verruf gebracht (Cortisonnebenwirkungen s. S. 138). Auch scheint die innerliche Cortisonbehandlung bei längerer Anwendung die diskrete Abwehrschwäche des Körpers bei der Neurodermitis noch zu verschlechtern. Trotzdem habe ich als Hautarzt, der nicht selten Nebenwirkungen einer langzeitigen und unsachgemäßen Cortisonbehandlung zu Gesicht bekam und wann immer möglich dagegen zu Felde zog, heute den Eindruck, daß wir vom Extrem der kritiklosen Anwendung ins andere Extrem der Verteufelung dieser Medikamentengruppe gefallen sind. Der richtige Weg dürfte in der Mitte liegen.

Sog.»**Mastzellblocker**«, d. h. Medikamente, die die Ausschüttung von Histamin und anderen juckreizverursachenden Substanzen aus den Mastzellen (s. S. 41) verhindern, scheinen nach neueren Untersuchungen den Ekzemverlauf günstig zu beeinflussen (Colimune®, Zaditen®).

Auf einem neuen gedanklichen Ansatz beruht die Therapie mit Substanzen, die auf das Immunsystem stimulierend oder modulierend einwirken, z. B. Thymuspeptide aus der Thymusdrüse (Thymopentin®). Die Erfahrungen mit dieser sehr aufwendigen Behandlung sind jedoch noch gering.

▬ Allgemeintherapie

Was die Allgemeintherapie der Neurodermitis betrifft, so bin ich bereits auf die *Klimatherapie* eingegangen (s. S. 100). An dieser Stelle nochmals die Empfehlung:

Nutzen Sie günstige Klimaeinflüsse, wann immer es möglich ist, zumindest im Urlaub! Auf diese Weise wird manche Medikamenteneinnahme überflüssig.

Von manchen Therapeuten wird eine **Schlaftherapie** empfohlen. Sinn dieser Maßnahmen ist eine Ruhigstellung des vegetativen Nervensystems.

Als neuen und vielversprechenden Weg in der Behandlung der Neurodermitis möchte ich die **Lichttherapie** ansprechen. Der Physiker SAALMANN hatte sie zunächst als »Selektive UV-Phototherapie« (SUP-Therapie) für die Behandlung der Schuppenflechte (Psoriasis) entwickelt. Diese Therapieform gilt heute als Standardtherapie der Psoriasis.

Bei den Behandlungsversuchen der Neurodermitis mit dieser SUP-Behandlung kam es jedoch in den ersten 4–6 Wochen zunächst zu einer Zunahme des Juckreizes, ja, manchmal sogar zu einer Verschlechterung der Hauterscheinungen, bevor durch die »Umstimmung des Organismus« eine Besserung eintrat. Diese »Durststrecke« bei der Behandlung ist durch die neue UVAPUR-Behandlung, bei der langwelliges UVA-Licht aus einer speziellen Röhre abgestrahlt wird, jetzt so abgeschwächt, daß der Patient sich dadurch kaum noch belästigt fühlt. Die Behandlungsergebnisse mit dieser Therapieform sind in vielen Fällen sehr günstig. Sie ist besonders bei Kindern und bei großflächigen Ekzematisierungen angezeigt. Der Arzt wird auf eine mögliche anfängliche Steigerung des Juckreizes und der Hauttrockenheit hinweisen. Durch Klimatisierung des Bestrahlungsraumes oder Filter läßt sich die Wärmestrahlung und dadurch der Juckreiz vermindern. Nach Prof. SCHRÖPL ist ein geringer UVB-Anteil neben dem UVA günstig (Typ »Morgensonne«). Solarien, die ebenfalls UVA-Strahlen abgeben, sind für die Behandlung der Neurodermitis nicht ausreichend wirksam.

Stehen psychische Auslösefaktoren im Vordergrund, so sind **Entspannungsübungen** wie **Autogenes Training** oder **Yoga** angezeigt. Sie helfen bei Ein- und Durchschlafstörungen sowie bei quälendem Juckreiz. **Psychotherapeutische Einzelgespräche** sind in schweren Fällen sinnvoll.

Empfehlung:
Nehmen Sie teil am Autogenen Training in der Gruppe.

Jede Volkshochschule bietet Kurse an. Das Erlernen dieser konzentrativen Selbstentspannungsmethode ist auch im erscheinungsfreien Intervall sinnvoll, um einen erneuten Ekzemschub zu verhindern. Wenn Sie die Fähigkeit erlernt haben, sich zu entspannen, kommen Sie auch sonst im täglichen Leben besser zurecht.

»Positives Denken« ist ebenfalls wichtig. Wie Sie Ärger vermeiden und mit Schwierigkeiten besser fertig werden, beschreibt Dr. KLAUS W. SCHNEIDER in seinem Ratgeber: »Stell dir vor, es geht ...« (Herder Verlag).

Alternative Behandlungsverfahren

Manche Therapeuten haben über günstige Wirkungen nach Behandlung mit **Akupunktur, Eigenblutinjektionen, Nachtkerzenöl, Peptiden** oder **chemisch definierter Diät** berichtet. Zu einigen dieser Methoden laufen wissenschaftlich kontrollierte Studien, die die Wirksamkeit dieser Verfahren nachweisen sollen.

Eigenblutinjektionen gehören in die Gruppe der »Umstimmungsbehandlungen«, deren Wirkung man im einzelnen nicht kennt. Ich habe in einigen Fällen positive Effekte gesehen.

Nachtkerzenöl aus dem Samen der Nachtkerze, als Diätetikum genommen, soll durch Zufuhr ungesättigter Fettsäuren in den Stoffwechsel der sog. Arachidonsäure eingreifen und dadurch Juckreiz und Hauterscheinungen günstig beeinflussen.

Bei den L-Peptiden (sog. Gauri-Peptide) handelt es sich um Hydrolysate aus Molkeprotein. Sie bestehen im wesentlichen aus Tripeptiden, d.h. Eiweißketten aus 3 Eiweißbausteinen (sog. Aminosäuren). Diese werden in geringer Menge über längere Zeit verabfolgt.

Bei der chemisch definierten Diät (CDD) handelt es sich um eine Kostform, die aus sog. Oligopeptiden (kurze Ketten von Aminosäuren), einfachen Kohlenhydraten, essentiellen Fetten, Vitaminen und Mineralstoffen zusammengesetzt ist. Sie wird primär als Sondennahrung bei der künstlichen Ernährung verwandt.

Als Vertreter der »wissenschaftlichen Medizin« muß ich selbst-kritisch anmerken, daß es in der Geschichte der Medizin Behandlungs-verfahren gegeben hat, die erst »salonfähig« wurden, nachdem man ihre Wirkung messen konnte. Nicht alles aber, was man (noch) nicht messen kann, existiert auch nicht!

≡ Cortison bei Neurodermitis

≡ Stellenwert der Cortisonbehandlung bei der Neurodermitis

Nicht wenige Atopiker kommen in die Sprechstunde und sagen: »Aber bitte kein Cortison!« In dieser Äußerung zeigt sich die verständli-che Sorge vor Nebenwirkungen, die in den letzten Jahren bekannt ge-worden sind.

Der Arzt kann den besorgten Patienten gut verstehen. Wer möchte schon Nebenwirkungen in Kauf nehmen, wenn sie vermeidbar sind.

Allerdings wird in diesem Zusammenhang vergessen, daß Ne-benwirkungen durch Cortisonpräparate *nur bei unsachgemäßer, zu lan-ger oder zu intensiver*, kurz gesagt bei leichtfertiger Anwendung auftre-ten. Bei sachgemäßer Anwendung, wie sie vom Arzt empfohlen wird, sind normalerweise keine Nebenwirkungen zu erwarten. Im Interesse des Patienten kann man auch heute nicht auf diese Medikamente ver-zichten.

Unerwünschte Cortisonwirkungen sind abhängig von der *Art* des Cortisons, der *Dauer* und *Häufigkeit* seiner Anwendung und der behandelten *Hautstelle*.

Die Gefahr von Nebenwirkungen besteht dann, wenn ein Corti-sonpräparat über längere Zeit, d. h. über Wochen und Monate ununter-brochen auf die Haut aufgetragen wird. Zarte Hautpartien (Augenlider) und Faltenbereiche (Achselhöhlen, Leisten) sind besonders gefährdet. Starke Cortisonzubereitungen, etwa die mehrfach fluorierten Präpara-te, sind riskanter als das einfach Hydrocortisonacetat, das dafür schwä-cher wirkt.

=== Nebenwirkungen an der Haut

■ Verdünnung der Haut, Streifenbildungen (Striae), Durchscheinen der Gefäße, leichte Verletzbarkeit (Blasenbildungen, Ablederung der Oberhaut).

Aussprossen und vermehrte Brüchigkeit der Blutgefäße, erkennbar an Hautblutungen, vor allem bei älteren Menschen, bei denen die Hautgefäße bereits durch den Altersschwund brüchig geworden sind

■ Knötchen um den Mund herum (sog. periorale Dermatitis)

■ eine Vielzahl von Knötchen an Rumpf und Extremitäten (sog. Steroidakne)

■ schlechteres Abheilen von Geschwüren, besonders von Unterschenkelgeschwüren und die

■ »Cortisonsucht« der Haut (s. S. 140).

Selten ist eine vermehrte Cortisonaufnahme durch die Haut in den Körper. Allgemeine Nebenwirkungen, vor allem bei Kindern, sind auf diese Weise möglich. Diese den ganzen Körper betreffenden Cortisonwirkungen bezeichnen wir als Cushing' Syndrom. Es äußert sich u. a. in einem Vollmondgesicht und Wachstumsstillstand der Kinder.

Nach Injektion von Cortisonkristallen, beispielsweise wegen eines Heuschnupfens, kann sehr selten einmal ein Schwund der Hautschichten eintreten. Es entsteht dann eine Delle im Injektionsbereich. Die Haut kann sich im Laufe etlicher Monate manchmal wieder erholen. Vor der Injektion kann der Arzt nicht sagen, ob die Haut des Patienten in dieser Weise reagieren wird oder nicht.

Bei längerer Anwendung kann sich die Haut an das Cortison gewöhnen. Nach dem Absetzen kommt es dann zu einem sog. »Rebound-Effekt«, d. h. die Neurodermitis flackert erneut verstärkt auf.

Bei der detaillierten Aufzählung von Nebenwirkungen, die *bei sinnvoller Anwendung immer vermieden werden können*, sollte der kritische Leser nicht vergessen, daß der Körper selbst in einer besonderen Drüse, der Nebenniere, Cortison bildet, ohne das er zugrunde geht.

»Cortison-Sucht« der Haut

Nach sehr langer Anwendung von Cortisonsalben kann es nach dem Absetzen zu Entzugserscheinungen kommen, die Haut wird »unruhig«, reizbar, es bilden sich entzündliche Knötchen (sog. periorale Dermatitis, s. S. 139). Erst nach wochenlanger Entwöhnung beruhigt sich die Haut, das Ekzem klingt ab.

Diese Informationen sollen Sie, lieber Leser, veranlassen, Cortisonpräparate sinnvoll anzuwenden. Auf keinen Fall möchte ich zu ihrer Verteufelung Anlaß geben, auch wenn dies in letzter Zeit häufig geschieht.

Wie bei allen Dingen im Leben liegt der richtige Weg im Umgang mit dem Cortison weder in kritikloser Anwendung noch fanatischer Ablehnung, sondern in der Mitte. Das bedeutet: Sinnvolle und sachgemäße Handhabung, etwa unter dem Motto:

»**Behandeln** (mit Cortisonpräparaten) **nur, wenn man muß, pflegen** (mit Pflegemitteln), **solange man kann**.

Unter diesen Voraussetzungen sind auch keine Nebenwirkungen zu erwarten.

Rat für die Eltern
(in Anlehnung an Prof. Schröpl)

– Tadeln Sie Ihr Kind nicht, wenn es sich kratzt – es juckt ja.

Aber
– loben Sie es überschwenglich, wenn keine Kratzspuren an der Haut zu sehen sind (wenige nehmen Sie gar nicht wahr).

– Akzeptieren Sie es, wenn Ihr Kind keine unangenehm riechenden Salben anwenden möchte. Eine juckreizstillende teerhaltige Creme wird am besten abends aufgetragen (aber nicht unter Zwang), falls der Arzt sie für notwendig erachtet. Dann ist der Geruch bis zum Morgen meistens wieder verschwunden.

– Zeigen Sie, daß es Spaß macht, sich einzucremen. Tun Sie es in Gegenwart Ihres Kindes. Ziel nach Prof. Schröpl: Vom Behandeln müssen zum Pflegen dürfen!

– Stellen Sie Ihrem Kind keine zu schweren Aufgaben, überfordern Sie es nicht. Bedenken Sie, daß es nachts wegen des Juckreizes schlecht schläft und morgens übernächtigt ist. Besprechen Sie diese Probleme auch mit dem Klassenlehrer.

– Quälen Sie Ihr Kind nicht grundlos mit einer Pauschaldiät, die durch Fehlen lebenswichtiger Nahrungsbestandteile zur Mangelernährung führen könnte. Eine individuelle Diät ist sinnvoll, wenn das verdächtigte Nahrungsmittel bei Allergietesten an der Haut und im Blut, wie auch durch Besserung des Ekzems nach dem Weglassen und Verschlechterung nach erneuter Gabe (sog. Karenz- und Expositionsversuch) als Ekzemauslöser erkannt ist.

– Helfen Sie mit, die auslösenden Faktoren (Tab. 3, S. 30) herauszufinden. Nur wenn diese erkannt sind, ist eine gezielte Prophylaxe und Therapie möglich.

— Bitten Sie Ihren Arzt, mit dem Klassenlehrer zu sprechen, wenn ein neuer Ekzemschub die Schulleistungen Ihres Kindes ungünstig beeinflußt. Vielleicht sucht der Lehrer schon seit einiger Zeit nach einer Erklärung für die Unaufmerksamkeit. Es ist wichtig, daß der Lehrer die Ursache für die Leistungsminderung erfährt. Diesen »Service« erledigt Ihr Arzt gern für Sie.

— Lassen Sie sich kein schlechtes Gewissen einimpfen, Sie trügen als Eltern Schuld am Ekzem Ihres Kindes. Überlegen Sie aber selbstkritisch, ob Sie Ihr Kind nicht zu sehr einengen, zuviel von ihm verlangen, es zu sehr verwöhnen.

Selbsthilfegruppen

Der Wert einer Neurodermitis-Selbsthilfegruppe für Betroffene und Angehörige kann nicht hoch genug eingeschätzt werden. Besonders wichtig erscheint mir, daß es durch sie gelingt, manchen Ekzemkranken aus seiner selbstauferlegten gesellschaftlichen Isolation herauszuholen. Gespräche und Erfahrungsaustausch mit anderen Ekzematikern, die ähnliche Probleme haben, erleichtern und lassen die eigenen Sorgen erträglicher erscheinen.

Allein schon das Beisammensein in gelöster Atmosphäre ist für die Betroffenen und ihre Angehörigen hilfreich, wenn man bedenkt, unter welchem Leidensdruck sie stehen.

Es besteht kein Zweifel, daß Mitglieder von Selbsthilfegruppen über medizinische und soziale Aspekte ihrer Krankheit besser informiert sind als nicht organisierte Patienten. Aus ärztlicher Sicht sind Selbsthilfegruppen deshalb zu begrüßen. Denn hoher Wissensstand und umfassende Information fördern die Befolgung ärztlicher Behandlungsempfehlungen.

≡ Zielsetzungen

Die Gruppe vertritt die Interessen seiner Mitglieder, versteht sich als »Anwalt« der Neurodermitis-Patienten. Folgende Zielsetzungen stehen im Vordergrund:

– Praktischer Erfahrungsaustausch, Vermittlung von Tips und Ratschlägen zu Alltagsproblemen und wissenschaftlichen Grundlagen des Ekzemleidens.

– Ausführliche Informationen über Ekzemverlauf, mögliche Begleiterkrankungen, Komplikationen, Behandlungserfolge mit bestimmten Therapieformen, Kurmaßnahmen.

– Sachliche Diskussion wissenschaftlich-medizinischer und alternativer Therapiewege. Dabei läßt man am besten auch erfahrene Therapeuten zu Wort kommen.

– Organisation von Fortbildungsveranstaltungen. Dabei sollte man beachten: Sog. »Schreibtischwissenschaftler« kennen die neueste wissenschaftliche Literatur, aber oft weniger die Alltagsprobleme der Ekzemkranken. Bei Referaten sollte man sie um allgemeinverständliche Sprache bitten. Nichtärztliche Referenten, die selbstentwickelte Präparate anbieten, sollte man kritisch auswählen (s. S. 130).

– Der Erfahrungsschatz der Betroffenen ist erstaunlich groß. Referenten werden deshalb keine Monologe halten, sondern den Anwesenden ausreichend Zeit lassen, eigene Erfahrungen untereinander auszutauschen.

– Forderungen an staatliche Stellen: z. B. Rezeptierbarkeit von Ölbädern, Salben für die Intervallbehandlung, Bewilligung von Kuren,

– Hilfe beim Schriftverkehr mit Institutionen wie Berufsgenossenschaft, Versorgungsamt,

– Erörterung von Fragen zur Berufswahl, zu Problemen im Beruf.

– Die Veranstaltungen sollten in gemütlicher und geselliger Atmosphäre verlaufen.

Empfehlung:
Verzichten Sie in Ihrer Selbsthilfegruppe nicht auf den fachmännischen Rat des qualifizierten Arztes, der umfassende Erfahrung mit der Neurodermitis hat.

Blick in die Zukunft

Als Hautarzt, der jeden Tag eine Reihe von Atopikern betreut und wie seine Fachkollegen den Leidensdruck der Patienten kennt, habe ich den Eindruck, daß die Problematik der Neurodermitis von den verantwortlichen Institutionen bisher nicht in vollem Umfang erkannt worden ist. In sinnvoller Zusammenarbeit zwischen den Patientenorganisationen und der Ärzteschaft dürften in Zukunft neue Wege beschritten werden.

So wird es künftig regelmäßig **Neurodermitis-Seminare** geben, auf denen sich Patienten und Ärzte zusammenfinden, um die Sorgen und Nöte der Betroffenen zu diskutieren. Dort informieren Ärzte dann in allgemeinverständlicher Sprache.

Vielleicht richtet man auch einen **Neurodermitistag** ein, an dem Fachleute in den Medien auf die Probleme der Ekzemkranken hinweisen und um Verständnis in der Bevölkerung werben.

Dank

Frau Dr. med. S. MÜLLER-HESS und Frau Dr. med. U. HOY, Ärztinnen für Hautkrankheiten und Allergologie, und Frau M. KIRCHHOFF danke ich für ihre Mühe mit der Durchsicht der Korrekturen, ebenso Frau B. WESSEL für das Schreiben des Manuskriptes.

Patientenvereinigungen und Selbsthilfegruppen

≡ **Anschriften (Auswahl)**

Allergiker- und Asthmatikerbund e. V.
Hindenburgstr. 110
D-4050 Mönchengladbach 1
Tel. 0 21 61/1 02 07
Ziele und Aufgaben sind die Förderung, Erforschung und Früherkennung allergischer Erkrankungen sowie die Information über die Vielfalt allergischer Erkrankungen.

Arbeitsgemeinschaft
Allergiekrankes Kind
Hauptstr. 29 II
D-6348 Herborn
Tel. 0 27 72/4 12 37
Die Arbeitsgemeinschaft veranstaltet Vortragsabende, Gesprächskreise, Seminare, individuelle Beratungen, gibt Tips für Kuraufenthalte, veröffentlicht Informationsbroschüren, fördert Selbsthilfegruppen und hilft beim Erfahrungsaustausch unter den betroffenen Familien.

Deutscher Neurodermitiker Bund e. V.
Mozartstraße 11
D-2000 Hamburg 76
Tel. 0 40/2 20 57 57
Der Deutsche Neurodermitiker Bund bemüht sich in Zusammenarbeit mit Ärzten, Psychologen und anderen Heilberufen um eine Verbesserung der Lebensqualität, der medizinischen und psychosozialen Versorgung der Neurodermitiker, um Selbsthilfe durch Eigenbeteiligung an der gesundheitlichen Versorgung und um Vermittlung von Information. Die Vereinigung versteht sich als Interessenvertretung der Neurodermitiker.

NAKOS, Nationale Kontakt- und Informationsstelle zur Anregung und
Unterstützung von Selbsthilfegruppen
Albrecht-Achilles-Str. 65
D-1000 Berlin 31
Tel. 0 30/8 91 40 19
Bei NAKOS sind weitere Auskünfte über Selbsthilfegruppen erhältlich.

Kontakt- und Informationsstelle für Selbsthilfegruppen – KISS
Gaußstr. 21
D-2000 Hamburg 50
Tel. 0 40/39 57 67

KISS Köln, Kontakt- und Informationsstelle für Selbsthilfe-DPWV –
Katja Bakarinow –
Herwarthstraße 12
D-5000 Köln 1
Tel. 02 21/52 70 81

BIKIS-Kontakt- und Informationsstelle Selbsthilfegruppen
Stapenhorststraße 5
D-4800 Bielefeld 1
Tel. 05 21/12 18 02

Selbsthilfezentrum München
Auenstr. 31
D-8000 München 5
Tel. 0 89/7 25 51 78 oder 77 46 07

≡ **Kliniken, in denen schwerpunktmäßig eine Klimatherapie der Neurodermitis durchgeführt wird (Auswahl):**

Dermatologische Abteilung der Nordseeklinik
2280 Westerland/Sylt

Dermatologische Abteilung der Klinik Borkum Riff der BfA
Hindenburgstr. 126
2972 Borkum

Allergie- und Hautklinik
Lippestr. 9
2982 Norderney

Kinderkrankenhaus Seehospiz
Postfach 1563
2982 Norderney

Klinik für Dermatologie
Tobelmühlstr. 2
CH 7270 Davos-Platz

Sachverzeichnis